毫米波临床应用与进展

HAOMIBO LINCHUANG YINGYONG YU JINZHAN

主 编 朱 平 冯勇华

U0189397

中国科学技术出版社

·北 京·

图书在版编目（CIP）数据

毫米波临床应用与进展 / 朱平，冯勇华主编 . —北京：中国科学技术
出版社，2022.6

ISBN 978-7-5046-9577-2

Ⅰ . ①毫… Ⅱ . ①朱… ②冯… Ⅲ . ①极高频－微波技术－临床应用
Ⅳ . ① R454.1

中国版本图书馆 CIP 数据核字（2022）第 070504 号

策划编辑	孙　超　焦健姿
责任编辑	孙　超
文字编辑	王　超
装帧设计	华图文轩
责任印制	徐　飞

出　　版	中国科学技术出版社
发　　行	中国科学技术出版社有限公司发行部
地　　址	北京市海淀区中关村南大街 16 号
邮　　编	100081
发行电话	010–62173865
传　　真	010–62179148
网　　址	http://www.cspbooks.com.cn

开　　本	889mm×1194mm　1/32
字　　数	145 千字
印　　张	6
版　　次	2022 年 6 月第 1 版
印　　次	2022 年 6 月第 1 次印刷
印　　刷	天津翔远印刷有限公司
书　　号	ISBN 978–7–5046–9577–2/R · 2891
定　　价	25.00 元

编著者名单

AUTHORS LIST

主　编　朱　平　冯勇华

副主编　邓富国　梁立新　黄晓芹
　　　　杜　浩　李胜男

编　者　（以姓氏笔画为序）
　　　　王　靖　吴高志　吴康玉
　　　　邹　莉　张　西　张正伟
　　　　周继华　黄新蓉

内容提要

ABSTRACT

　　本书系统介绍了毫米波技术的发展概况、作用机制等方面的基础知识，以及毫米波技术在临床上的具体应用，重点介绍了毫米波技术在糖尿病、胃及十二指肠溃疡、高血压、高脂血症、冠心病、脑血管病、骨关节和软组织损伤、慢性前列腺炎和前列腺增生、烧伤、妇科炎症、外阴白色病变及恶性肿瘤治疗中的应用。本书内容丰富，知识全面，指导性、实用性强，适合基层医务工作者，尤其是适合从事物理治疗的医护人员用于临床科研、教学和实践参考，也适合医学生学习和了解毫米波疗法的基础知识和临床应用，亦适合广大中老年朋友在家中防治常见慢性疾病及进行康复治疗时阅读参考。

前　言

FOREWORD

　　毫米波疗法是生命科学与信息科学相结合的一门新兴科学技术。毫米波是在宇宙中存在的一种极高频电磁波，但由于受地球大气层阻隔，大气层以内不存在毫米波。

　　毫米波刚开始被应用到军事武器中，如军事通讯、雷达、制导、遥感技术、射电天文学等方面。而毫米波疗法就是在这一过程中发展起来的，这种疗法开始于20世纪60年代，在俄罗斯和中国应用较为普遍，而在西方国家并未得到很好的推广。研究表明，毫米波的生物效应广泛，可通过非热效应，与生物分子（特别是水）进行共振性互动，进而对组织产生重要影响。尽管它的穿透力很小，仅有0.2～0.6mm，但可以到达多种感受器、微血管等，可以将电磁波转为神经冲动传到中枢神经系统，产生应答反应，从而对远端的器官产生调节作用。

　　通过四十余年的临床应用，结合大量的基础研究、动物实验，毫米波疗法已被证明其疗效显著，治疗范围广，无不良反应，安全易操作。

　　这种疗法已被全国各大中型医院作为常规治疗手段，如协和医院、同仁医院、友谊医院、北京大学人民医院、中国人民解放军空军特色医学中心、上海华东医院、华山医院、长征医院，以及中国人民解放军陆军军医大学第一、第二和第三附属医院，中国人民解放军空军军医大学西京医院、唐都医院等，而且已被列入2000—2001年国家科技型中小型企业创新基金的重点资助项目。

目前，这一疗法已逐渐走进寻常家庭，更广泛地惠及人民大众。在未来，毫米波将会走入千万家庭中，成为家喻户晓的有效治疗手段。

编　者

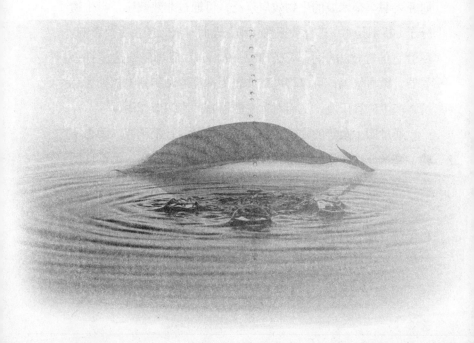

目 录
CONTENTS

第 1 章　毫米波的基础知识

第 2 章　毫米波与糖尿病

第3章　毫米波在胃及十二指肠溃疡治疗中的应用

第4章　毫米波在高血压治疗中的应用

第5章　毫米波在高脂血症治疗中的应用

第6章　毫米波在冠心病治疗中的应用

第 7 章　毫米波在脑血管病治疗中的应用

第 8 章　毫米波在骨关节及软组织损伤治疗中的应用

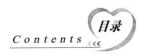

第 9 章　毫米波在慢性前列腺炎和前列腺增生
治疗中的应用

第 10 章　毫米波在烧伤治疗中的应用

第 11 章　毫米波在妇科炎症和外阴白色病变
治疗中的应用

第 12 章　毫米波在恶性肿瘤治疗中的应用

第1章　毫米波的基础知识

CHAPTER 1

一、概　述

（一）什么是电磁波

　　毫米波是电磁波谱中的一员，想了解毫米波，首先要知道什么叫电磁波。

　　电磁波是什么呢？正像人们一直生活在空气中而眼睛却看不见空气一样，人们也看不见电磁波，但它却无处不在。电磁波是电磁场的一种运动形态，电可以产生磁，磁也带来电，变化的电场和变化的磁场构成一个不可分离的统一的场，这就是电磁场，而变化的电磁场在空间的传播形成了电磁波。

　　1864年，英国科学家麦克斯韦提出电磁波的概念，并推导出电磁波与光一样具有同样的传播速度。

　　1887年，德国物理学家赫兹证实了电磁波的存在。

　　1895—1896年，马可尼和波波夫对电磁波进行成功的实验，使电磁波技术和应用得到了飞速的发展，不仅证明光是一种电磁波，而且发现了更多的电磁波。它们本质相同，只是波长和频率有所不同，按波长和频率的顺序把这些电磁波排列起来，这就是电磁波谱，如果按照每个波段的频率由低到高依次排列的话就是无线电波、微波、红外线、紫外线、X线、γ射线这样的顺序。

电磁波在医学临床诊断和治疗中已有数十年的应用历史和成功的经验，而且几乎所有的电磁波频段都在医学上获得了应用（图1-1）。

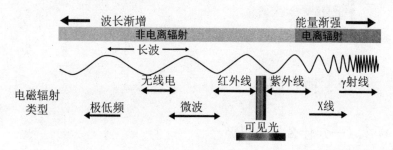

图1-1 电磁波谱图

（二）什么是毫米波

毫米波的波长为1～10mm，频率为30～300GHz，处于医用高频电磁波最高端的电磁波，它位于微波与远红外波相交叠的波长范围，因而兼有两种波谱的特点。

1. 毫米波波长很短，其传播特性与几何光相似，即直线传播可以反射、折射和吸收。

2. 毫米波的能量不足以切断化学键，属于非电离辐射。

3. 毫米波的带宽极宽。通常毫米波频率范围设为26.5～300GHz，带宽高达273.5GHz，超过从直流到微波全部带宽的10倍，可以被充分的利用。

4. 波束窄。相同天线尺寸下毫米波波束比微波的波束窄得多，故可以分辨更近的小目标，可以更清晰地观察目标的细节。

5. 与激光相比，毫米波的传播受气候影响要小得多，具有全天候特性。

6. 与微波相比，毫米波相关器件的尺寸小得多；因此，毫米波系统更易小型化。

7. 毫米波波长短，易被水分多的组织吸收；但穿透深度小，为 0.2～0.78mm。其能量的 70% 在 300μm 厚的组织内即被表皮和真皮乳突层和网织层吸收，不能达到深部组织，但其产生的生物谐振能向机体深处传导。

（三）什么是毫米波疗法

利用毫米波段电磁波治疗疾病的方法称为毫米波疗法。因为毫米波属于极高频电磁波，故毫米波疗法又被称为高频电疗法；又因为毫米波通过与人体内粒子发生谐振产生治疗作用，所以又称为微波谐振疗法或毫米波谐振疗法。

人体疾病的治疗归根到底是对病变细胞的治疗，而毫米波疗法正是针对细胞层面的治疗，毫米波疗法通过与细胞蛋白质谐振，调节离子通道，从而保证细胞之间的通讯和相互作用正常。所以这种疗法国际上称为"毫米波活细胞疗法"。

毫米波是电磁波谱中波长较短，频率较高的一个波段，波长 1～10mm，频率 30～300GHz。目前医疗应用的毫米波能量一般是 10mW/cm^2 以下的低功率密度水平。

毫米波疗法通过同体内细胞的谐振作用，激活白细胞，使其增强活力，加速消炎过程的完成，使病变细胞修复，使不能修复的坏死细胞被排出体外。细胞群体恢复了整体功能，炎症和肿胀即消除，机体则恢复健康。

毫米波被应用于医疗的时间较晚，在 20 世纪 70 年代才开始应用，远远晚于厘米波和分米波（两种波治疗多以温热为主）。毫米波生物效应与它们不同，在人体组织中的直接作用很表浅，以非热效应为主，温热效应不明显。由于能量是与人体内的一些大分了发生谐振而产生治疗作用，毫米波疗法实际上也是一种微波疗法。因为微波分为分米波（波长10～100cm，频率为300～3000MHz）、厘米波（波长1～10cm，频率为3000～30 000MHz）、毫米波（波长1～10mm，频率为30～300GHz），所以这一疗法又被称为微波谐振疗法。

由于毫米波的频率处于极高频段，故苏联将毫米波疗法称为极高频电疗法。

（四）毫米波疗法发展概况

苏联科学院院士捷雅特科夫在1965年就提出低强度毫米波调节"功能分子的构型和膜输运"的设想，由此形成了一个新的学科——毫米波电磁生物学或毫米波生物医学。

1968年，英国生物学家佛洛里赫提出生物系统的相干振动理论，这一理论目前已被大多数专家所认可。

在捷雅特科夫院士的统一领导下，郭兰特教授和别茨基教授的参与下，在1965—1977年，用毫米波对微生物和动物进行了实验研究，总结出了毫米波对生物试验的规律。

1977年，KomapoBa 开始用毫米波治疗胃和十二指肠溃疡，取得了一定成效。

1984年，Webb 发现毫米波在200～300GHz 范围可以对肿瘤细胞进行选择性破坏。

此后毫米波被陆续应用于在妇科、泌尿科和呼吸科等多科室疾病的治疗。

1987年，第一台毫米波治疗仪问世，其有效的频率和功率等参数也被研究出来。

1988年，俄罗斯正式成立全国性的"极高频临时科学学会"。

1991年，在莫斯科召开第一届"非热强度毫米波医学应用"

的国际学术研讨会，同时学会改名为"极高频医学技术学会"。

1991 年，由捷雅特科夫、郭兰特和别茨基共同书写的著作《毫米波及其在生命活动过程中的作用》在莫斯科出版。

1992 年，毫米波进入临床治疗，并形成了 7 种治疗方法。

1992 年，俄罗斯《毫米波生物医学》杂志创刊号正式出版。

现俄罗斯有 1500 家医院，30 多种疾病，25 多万患者在接受毫米波的治疗，优选出 7.1mm、5.6mm 和 4.9mm 等有效波长，并有超过 1000 篇论文证明它的有效性。

1992 年始，俄罗斯每年生产 7000 台毫米波治疗仪，同时生产的手持式毫米波治疗仪已进入家庭为个人使用。

2000 年，捷雅特科夫因在毫米波研究方面取得的成就，荣获俄罗斯科学技术国家奖。

我国对毫米波疗法的应用起步较晚。1985 年，第四军医大学（现为空军军医大学）陈景藻在我国率先研究和应用毫米波治疗，并与西安电子科技大学联合开展毫米波的生物学效应及临床应用的研究，合著论文《毫米波照射后皮肤组织学变化动态观察》在国内首先发表。随后国内应用毫米波治疗越来越多，论文达数十篇。1986 年福建轻工业研究所黄文洲和南京军医福州总医院吴清欣率先用 8mm 的毫米波治疗胃溃疡和组织损伤等疾病，取得了良好的治疗效果。吴清欣在 1992 年首先报道用毫米波治疗仪治疗 142 例消化性溃疡患者，毫米波与药物综合治疗结合，结合治疗组在症状改善和溃疡愈合时间等方面均优于单纯用药组，这与苏联的报道完全一致。1988—2001 年，该领域的文章已达上百篇，在国内形成了毫米波生物效应的研究热潮。

1993 年，由张富鑫、林崇文编译的《极高频生物医学电子学》由电子科技出版社出版，是国内第一部系统介绍国际上有关毫米波研究的图书。1996 年，两人又在《世界医疗器械杂志》上发表《极高频仿生信息医疗技术》一文，进一步阐述了弱波场的信息调控作用概念。他们还研发了国内第一台"毫米波多功能治疗机"，用于临床治疗。

1998 年，由吴祈耀、唐晓英编著的《毫米波技术与生物医学》一书在北京理工大学出版社正式出版。

1999 年，在上海召开了国内第一届"全国毫米波医学应用学术交流会"，并组建"毫米波医学应用专业委员会"。

我国的毫米波治疗仪也不断改进，从单一的 8mm 波段连续波进展到可以输出 4～8mm 范围中某一固定波长的连续波，有的仪器还可以调制出不同占空比、不同重复频率、不同脉冲宽度的方波调制波或 1～500Hz 的低频脉冲调制波；有的仪器为多输出端口辐射器，仪器输出功率密度一般为 1～10mW/cm^2；有的仪器输出的毫米波功率密度可达 400mW/cm^2，可应用于穴位或点状病灶治疗；还有人研究体腔内辐射仪。

毫米波治疗仪也从落地式、台式改进成为适合家庭使用的便携式治疗仪。

在临床治疗方面，除针对溃疡的治疗外，对糖尿病、软组织病（炎症挫伤、淤血、血肿等）、烧伤、植皮后皮瓣的局部治疗、面神经炎、疼痛性病症、高血压病、冠心病、放疗后骨髓抑制白细胞减少、慢性前列腺炎和妇科的附件炎等疾病，采用局部穴位治疗均可以使病情缓解好转。现已应用毫米波，特别是高功率毫米波配合放疗治疗恶性肿瘤，以提高恶性肿瘤的消退率，控制其发展速度并减轻患者的疼痛。

毫米波在基础医学方面的研究也有长足的进步。例如，通过甲皱微循环证明毫米波具有以下功效：①可以增强微循环，改善对组织的灌注；②可以促进纤维细胞 DNA 的生成和胶原蛋白的合成，加速伤口愈合；③提高吞噬细胞的吞噬能力，达到消炎的目的。高功率的毫米波可以损伤癌细胞的细胞膜，使癌细胞的生长受抑制。

有些实验证明毫米波可以促进脊髓的修复，还会使血中环核苷酸含量发生变化，使脾中的 cGMP 水平增加，促进 DNA 合成，促进细胞增殖，活化分泌功能。

还有的学者发现，较大的功率可能会对患者的眼和皮肤造成损伤，因而进一步研究了治疗时的损伤阈值。此外，研究还发现过大的治疗功率可能导致脑的某些区域的形态结构发生变化，学习记忆功能减退，故治疗时需要防止滥用。

总之，毫米波治疗在治疗机、临床治疗和基础研究等方面的研究不断深入，取得了越来越大的成就。

（五）毫米波治疗仪

1. **主要结构与部件**　该仪器由主机、毫米波照射头、固定绑带、电源及连接线组成（图1-2和图1-3）。

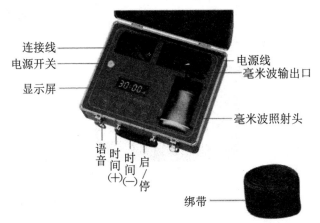

图1-2　毫米波治疗仪各组件示意

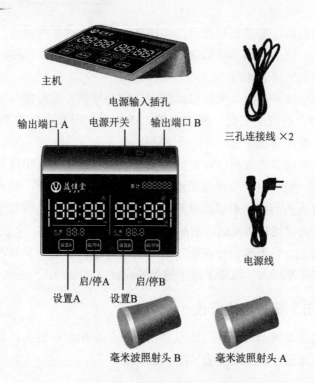

主机

输出端口 A　电源开关　输出端口 B

电源输入插孔

三孔连接线 ×2

电源线

启/停A　启/停B

设置A　设置B

毫米波照射头 B　毫米波照射头 A

毫米波累计输出次数

毫米波照射头A
治疗设置时间

毫米波照射头B
治疗设置时间

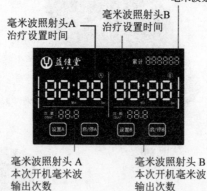

毫米波照射头 A
本次开机毫米波
输出次数

毫米波照射头 B
本次开机毫米波
输出次数

图1-3　毫米波治疗仪实物图

2. **主要作用与功能** 毫米波治疗在俄罗斯等东欧国家已被广泛应用，在美国等西方国家也已成为备受关注的医疗技术研究方向之一。美国研究机构于 2011 年在著名医疗学术期刊 *Cell* 上发表了《毫米波与药物诱导的免疫系统调节在痛症免疫治疗中的应用》一文。2013 年 3 月 19 日，在以色列特拉维夫召开的"第三届国际 IEE 微波、通讯、天线和电子系统会议"上，来自以色列阿里埃勒大学的哈洛姆教授指出，用毫米波照射癌细胞可在一定程度上阻止其再生，而又不破坏细胞本身，这为放射疗法治疗癌症提供了新的途径。在我国，毫米波技术也在被逐步应用于肿瘤患者免疫失衡与重建领域。

毫米波能够提高血液质量，具有明显增加白细胞的作用，能提高白细胞吞噬能力及杀菌能力，调节机体的免疫系统，从而增加机体的抗病能力。

毫米波通过谐振促进局部血管扩张和血流加速，使细胞组织的营养和代谢得以改善，可以提高人体组织的功能和细胞再生能力，加快病理产物和代谢产物的排泄，从而起到消炎杀菌、消肿止痛的作用。

毫米波的谐振效应可降低神经兴奋性，加快组织生长修复，促进骨髓造血细胞的生成，抑制肿瘤的生长及分裂，从而在一定程度上达到肿瘤治疗以及减轻放化疗不良反应的作用。

在毫米波辐照下，谐振效应可使人体血管扩张、血流加速。受照射部位的血液灌注增加，微循环改善，局部疼痛症状可迅速得到缓解。

此外，在毫米波辐照下，谐振效应激起的细胞能量可加强组织细胞的营养代谢和再生能力。加之微循环的改善，使血液携带的氧气和营养成分更为充沛，组织细胞代谢增强，各种原因所致的组织与器官损伤加快修复。毫米波还具有改善心肌收缩的功能和降低血液黏度的作用。

毫米波段内所产生的振荡频率与人体的大分子细胞振荡频率相一致。两者相互作用,其谐振引发的生物学效应可使细胞的活跃度及质量明显提高,激发人体自身的免疫系统活力,使之有效抵御和抑制体内的病毒。

毫米波的谐振效应可使多种人体细胞被激活。免疫细胞,特别是调节性 T 细胞的激活,可以促进相应免疫细胞因子(如 IL-2 和干扰素 -γ)的产生。NK 细胞(天然杀伤细胞)也会激活。也就是说,毫米波辐照有助于提高非异性免疫功能,提高免疫细胞吞噬异物和坏死细胞能力,同时增强调节性免疫细胞活性,促进 Th0 细胞发育并分化,Th1 细胞(主要作用为增强吞噬细胞介导的抗感染免疫)活化而 Th2 细胞(主要作用为辅助 B 细胞活化)免疫受到抑制,从而大幅缓解患者的病情。

3. 毫米波作用于人体产生的效应

(1)非热效应:在低功率密度($< 10mW/cm^2$)毫米波辐照下,人体免疫功能增强,但受照射部位的升温不会越过 0.10℃,且不会在组织中引起任何破坏。毫米波的非热效应对于急性炎症、急性软组织挫伤、血肿的治疗具有不可替代的特殊地位,且毫米波治疗方便快捷,即使在家中也可根据实际情况依照操作规范随时自行进行治疗。

(2)远位效应:当机体局部皮肤吸收毫米波辐照能量后,产生的生物谐振可通过皮肤内的神经末梢、各类感受细胞、体液、血管和经络等向机体深处传导,引起生命体全身性的远位效应,其机制涉及神经系统、免疫系统等宏观传导途径。

(3)时间累积效应:毫米波技术应用于一些慢性疾病的治疗时,往往需要治疗一段时间后才可以观察到明显的疗效。机体吸收的是毫米波的电磁能,只有将高频电磁能转换成化学能，改善细胞膜的电位和离子通透性，才能取得良好的疗效。照射疗程和照射时间越长，毫米波的治疗效应就越明显，这就是生物学当中的时间累积效应。

4. 主要技术指标

（1）工作频率：36GHz（误差在5%以内）。

（2）波长：7.5～10mm。

（3）输出功率密度：7mW/cm^2（误差在30%以内）。

（4）额定输入功率：＜35W。

（5）电源：AC 220V，50Hz。

（6）治疗仪防电击类型：Ⅱ类普通型设备。

（7）对进液的防护程度：IPX 0（普通型设备）。

（8）治疗仪运行模式：连续运行。

（9）工作环境：温度5～40℃，相对湿度≤80%。

治疗仪不能在与空气混合的易燃麻醉气或与氧/氧化亚氮混合的易燃麻醉气的情况下使用。治疗仪不具有对除颤放电效应防护的应用部分。此外，治疗仪属于非永久性安装设备。

5. 使用方法

（1）使用前准备

① 将连接线的一端连接至毫米波照射头，另一端连接至仪器"输出端口"（例如，"一端链接照射头 A，另一端连接输出端口 A"或"一端链接照射头 B，另一端连接输出端口 B"）。

② 用绑带将照射头固定于需要治疗的部位（可通过单层衣物或薄层不含水的敷料、药物等将皮肤隔离，注意把控治疗仪与人体皮肤的距离，不宜过近但也不宜超过 10mm 远）。

③将电源线一端插入仪器的电源插口，另一端连接供电电源。

（2）治疗操作过程

① 打开"电源开关"，主机显示屏亮起，默认治疗时间为

30min。

②调置治疗时间，通过"设置键"调整治疗时间（例如，设置键 A 对应控制照射头 A，设置键 B 对应控制照射头 B），显示屏上的治疗时间将以每次 15min 的幅度循环调节，调节范围 15～45min。

③治疗"启/停"，治疗时间设置完成后，通过"启/停键"开启或暂停/终止治疗（例如，启/停键 A 对应控制照射头 A，启/停键 B 对应控制照射头 B）。开启后，照射头开始输出毫米波（照射头橙色指示灯亮起，主机显示屏上的治疗时间开始倒计时）。治疗过程中，如需暂停治疗，可按下"启/停键"，此时显示治疗时间会暂停在当前治疗时间；暂停后如需继续治疗，可再次按下"启/停键"，此时将从上次暂停时间开始继续倒治疗，如需终止治疗，则可再次按下"启/停键"并关闭"电源开关"。

（3）治疗完成

治疗结束后，语音提示"治疗结束"，即可关闭仪器的"电源开关"，切断电源，整理收纳好仪器组件。

① 如仪器在使用过程中发生故障，会有语音提示："治疗已故障，请关闭电源，检查排除故障后再进行治疗"。

② 仪器默认为开启语音提示状态，可通过"语音键"来关闭或开启语音提示功能，会有相应语音提示"语音提示关闭"或"语音提示开启"。

6. 注意事项

（1）使用前应仔细检查接触是否良好，以确保操作者和患者使用安全。

（2）可通过单层衣物或薄层不含水的辅料、药物等将皮肤隔离，需注意治疗仪与人体皮肤的距离应＜ 10mm。

（3）毫米波辐射头严禁擅自拆装、检修，使用中要严防撞击、敲打或跌落，以免造成损坏。

（4）避免阳光直射仪器或在潮湿的环境下使用和存放。

（5）使用过程中避免硬性拉扯辐射器专用线和电源线，避免人为损坏而影响仪器正常使用和造成操作风险。

（6）如果仪器停用时间较长，应关闭电源开关，拔出电源线，以免损坏仪器。

（7）治疗眼部疾病和接受器官移植的患者慎用。

（8）体内装有心脏起搏器的患者慎用。

（9）孕妇下腹部禁用。

二、毫米波的生物学作用机制

毫米波作用于生物体组织时被含水多的组织所吸收，即与表皮各层、真皮乳突层和网织层相互作用，而在这些组织中有多种感受器。这些感受器接受毫米波的电磁能转化为神经冲动通过神经系统、体液系统、经络系统传导到脊髓，再到大脑，通过效应器，如免疫系统、内分泌系统等，调节细胞和组织的功能，达到治疗效果。它不但有局部效应，而且还可以引起深部效应，远隔效应，对深部组织和内脏疾病也能起到调治作用。

关于毫米波对生物体的作用机制有各种学说，但其中公认的主要有以下三个学说。

（一）相干电振荡理论（谐振学说）

这是 1968 年由英国生物学家 H.Frolich 提出的生物系统的相干振荡理论。他认为生物系统中存在 $10^{11}\sim10^{12}$Hz 级别的相干电振荡。这一推论在 1978 年 Webb、Stoneham、Fröhlich 的细菌和酵母试验中得到验证，并推论这种相干振荡不仅存在于单细胞系统中，还存在于更高级的系统中，尤其是生物细胞中，在控制生物细胞组织的生长方面发挥重要作用。

科学验证，生物组织中的 DNA、RNA、蛋白质、酶等大分子和生物膜均有各自固定的振荡频率（$0.5×10^{11}$～$3×10^{12}$Hz），这种频率正处于毫米波频率范围（$3×10^{10}$～$3×10^{11}$Hz），因此毫米波作用这些生物大分子和生物膜时发生谐振，能量增强。这种谐振在人体内传播时可引起一系列生物效应，使组织的微观结构发生变化，蛋白质、氨基酸和酶的活性发生变化，从而调节细胞的代谢和功能。

（二）"声-电"波理论

这是 20 世纪 60 年代由苏联捷雅特科夫提出的。他认为毫米波作用于生物膜时，膜上的偶极子发生振荡所出现的偶极力矩可以产生电磁波，这种电磁波有类似超声波的作用，导致细胞质与细胞血液活跃的循环流动，从而加速组织代谢。这种声电波还可使经膜的物质流动与交换增快，使细胞和膜的信息同步化，水吸收膜振荡的能量后，膜感受器的蛋白结构与功能发生变化而产生一系列生物学效应。

（三）囊泡是胞膜的运输动力

这是 2013 年诺贝尔生理学或医学奖获得者托马斯·苏德霍夫提出的理论。

囊泡是生物膜的一种，在细胞活动过程中，囊泡可以与细胞膜相互转化，囊泡是胞膜的运输动力，这一动力可以向细胞内部提供营养物质，排出细胞内部的有毒物质，使细胞健康正常的工作。如细胞处于衰老或病化期，囊泡的流动就会迟缓或停滞，细胞陷入混乱状态，就不能运送营养物质和排出细胞的有毒物质，可能导致神经系统病变、糖尿病和免疫紊乱等严重后果。

那么囊泡运动和毫米波有什么关系呢？毫米波可以激活囊泡的运输效能，帮助吸收营养成分、排出有毒物质，进而提供能量，增强细胞免疫功能，延缓衰老与病化程度。这种谐振激活产生的能量信息，会向邻近细胞迅速传导，形成多米诺效应，使细胞群充满活力，增强免疫力，使机体能战胜疾病。这也说明毫米波疗法是保证细胞正常通讯和相互作用的有力武器。

除以上三种学说，还有苏联 хургии 等提出的"蛋白-机器"模型，他们认为分子构象的变化乃是分子生物学功能作用的主要机制，如酶蛋白分子的构象振荡表现为周期性重复的蛋白质形变。

"场力学说"认为，生物组织将在毫米波电磁场的场力作用下发生振动，从而影响细胞的功能。

"超导电性学说"认为，毫米波辐射可以改变生物体内某些大分子的超导电性，使其微电流发生变化，从而影响细胞的功能。

"半导电性学说"认为，毫米波的弱电磁场可以改变生物细胞的半导电性，从而使细胞的生理功能和结构发生改变。

三、毫米波的生物效应规律

（一）频率

毫米波的效应与毫米波的频率有关。一般认为频率越高，作用越浅。30GHz 的穿透深度为 0.8mm，60GHz 的穿透深度为 0.42mm，100GHz 的穿透深度为 0.32mm。

1. 不同组织结构的振荡频率亦不同，如神经膜含有的大分子蛋白由于力矩惯性大，所以振荡频率较低，因此神经系统对频率低的毫米波较敏感。

2. 不同疾病其组织振荡频率不同，例如癌细胞和正常细胞对不同频率的毫米波吸收峰值不同，一定频段的毫米波可能对癌细胞产生选择性破坏，所以对不同疾病应选择不同频率的毫米波。

（二）强度

不同强度的毫米波具有的生物效应也不同，具备一定的强度才能引起生物效应，这就是强度阈值。一般来说，随着功率密度增加，生物效应也会增加，但达到一定功率密度时，则生物效应不会继续增加，表明已达到饱和状态，如继续增大功率，则有可能出现相反的结果。

毫米波的功率密度阈值变化范围较宽，为 $50\mu W/cm^2$ 至 $10mW/cm^2$，一般使用的功率密度不超过 $10mW/cm^2$。

另外，毫米波引起的生物效应也遵循 Arndt-Schutze 规律，即弱刺激可调节生命活动，中刺激可促进生命活动，强刺激可抑制生命活动。

（三）时间累积效应

毫米波照射后要经过一定时间才能显示其生物效应，即有一个最小作用时间，并且与功率密度大小有一定关系，如功率密度大则照射时间短。通常效果最好的照射时间为 0.5~1h，如需要再治疗，两次间隔时间为 1 天，才能出现效应，这与人体的"近时规律"一致。

（四）作用部位效应

1. 特定部位　生物活性区，如血管、神经、粗大关节部位；

另外，我国针灸学中的穴位等均可以引起明显的生物效应。

2.远位效应 毫米波照射机体时，体内存在复杂的自我调节系统，在其内部进行能量和信息的传递、转换、加工等过程，使辐射可以影响到远离照射局部的组织或器官即远位效应。实验证明，毫米波照射动物体表，可观察到脑、肝、骨髓和睾丸等部位形态学与功能的变化。

3.内脏体表反射区 不同体表部位对应不同的内脏。

（五）非热效应

电磁波作用于生物体，产生的效应有两种，其中一种是热效应（能量效应），它主要由功率决定，使全部或局部加热，在这种情况下频率和波长不起主要作用。另一种为非热效应，非热效应对机体不产生热效应。毫米波疗法的功率密度小（功率密度 $< 100 mW/cm^2$），照射部位的温度变化低于 $0.10℃$，其能量比氢键能量小两个数量级，属于非电离辐射，因此对组织不会造成任何损害。非热效应往往是利用弱信号，通过信号传输系统的通道（如神经体液和经络系统）向各部位传送，所以也把毫米波的这种生物效应称为"信息效应"，这种非热效应与毫米波的频率、波形和辐射时间等参数有明显的关系。

这种非热效应对提高机体免疫力有明显效果，所以对不能用热效应治疗的急性炎症，如烧伤、烫伤、扭伤或割伤等急性创伤均可以用毫米波进行治疗。

四、毫米波的作用途径

毫米波疗法属于非热效应或生物刺激效应，实际上是仿生物信息调控作用。

毫米波作用于人体，通常是通过以下几个途径来传递，即神经系统、体液调节和经络途径。

（一）神经系统

神经调节是人体的主要调节方式。

毫米波作用于机体时，通过传入神经纤维传入信息，传到脊髓、下丘脑、皮层下、大脑皮层，再通过传出神经纤维发出信息，与骨骼肌内脏各系统的效应器相联系。

上述过程是在中枢神经系统参与下，机体对内外环境刺激引起的适应性反应。这一过程称为反射弧，由下述五部分组成。

1. 感受器　接受刺激，这种感受器，可分为外感受器（如皮肤黏膜的视觉、触觉、痛觉等）和内感受器（分布在肌肉、血管、内脏的机械、化学、温度等感受器）。内、外感受器接受刺激，引起兴奋，将冲动信息传到传入神经纤维。

2. 感觉或传入神经　将感受器的神经冲动信息传给中枢神经系统。

3. 神经中枢（脑、脊髓）　在中枢神经系统进行综合调整，加工之后再发出控制信息到效应器。

4. 运动或传出神经　将整合加工后的神经冲动传到效应器。

5. 效应器（如肌肉、腺体）　为执行指令或发生应答反应的器官。

动物和人的反射活动分为条件反射和非条件反射。前者是中枢神经系统较低级部位，与生俱来，是简单、低级的神经调节方式，而后者则是大脑皮层参与的较高级神经调节方式。

毫米波疗法属于非条件反射机制，通过体温调节、物质代谢、腺体分泌来调节造血功能、免疫机制、呼吸和消化功能等。但是，多次反复治疗也可能形成条件反射，例如多次治疗后，不用通电治疗，也会出现同样的效果。

（二）体液调节

机体内分泌腺分泌多种激素，通过血液循环到达全身，调节机体新陈代谢、生长、发育和生殖等基本功能。因激素是通过血液运输的，所以这种调节方式称为体液调节机制。

毫米波治疗后，体液内各种物质含量常会改变，从而产生镇痛、消炎、消肿等作用。

（三）经络途径

经络是人体组织结构的重要组成部分，在生理上具有传输营卫气血、沟通表里、贯穿全身、抵御病邪和保卫机体的功能，所以毫米波可以通过经络穴位照射，刺激穴位，循经传导，达到防病、治病的目的。

总之，毫米波疗法可以通过毫米波的弱电磁信号，转化成电磁波，以调控机体一系列生理过程，达到治疗疾病的目的。

五、毫米波的基础研究

早在 20 世纪 60 年代，苏联捷雅特科夫院士即开始对毫米波的生物效应进行研究，首先用微生物进行实验研究。20 世纪 70 年代，他们又在分子、细胞、活体器官等不同层次上开展系统性研究。毫米波在 30～60GHz 频率范围内又有研究，基本得出了毫米波生物效应的一些基本规律和初步的实验结果，为毫米波在生物效应上的研究起到了奠基的作用，为生物学和医学领域提供了重要的理论和实验依据，使这一全新的医疗技术在多种疾病的临床治疗上取得了明显的疗效。

首先他们研究的是毫米波照射对微生物的影响，发现对微生物的某些遗传因素，特别是蛋白质的代谢方面有很大影响。利用毫米波照射对微生物的效应，可以生产疫苗和提取抗生素，生产效率得以提高。

（一）对酵母菌分裂度的影响

捷雅特科夫用波长 7.18mm 的毫米波照射串状酵母菌，发现其分离过程受到激发，也就是说有谐振作用，即产生振荡同步（振荡频率和相位相同），这种同频振荡的细胞分裂循环周期的持续时间与外加毫米波频率成正比。而在其他波长（7.16mm、7.17mm、7.19mm）上的细胞分裂还多少受一些抑制。

（二）对果蝇属昆虫生存率和繁殖力的影响

苏联科学家 н.лэалюбовская 用毫米波对果蝇属的昆虫进行照射，观察其生存率和繁殖力的变化，照射 15～30min 果蝇未出现死亡，但被照射后产下的后代数量减少，证明其生殖力受到影响，其中以 7.5mm 波长的影响最大，如果照射 2h、4h、5h，则会导致果蝇的第一代、第二代生殖力急剧下降，在第二代的生存力也下降，大多数果蝇在交配后 3～6 天死亡，而雌性果蝇则在大多数情况下不会产卵。而用 6.5mm 毫米波照射，第二代中会出现很多突变体。

（三）对动物胚胎发育的影响

н.лэалюбовская 用 6.1mm、6.5mm、6.8mm、7.2mm 的毫米波对鸡胚胎进行照射，从第 7 天开始，连续照射 5 次，每次 30min。结果显示，孵化期延长 2～3 天，鸡长久不能站立，啄食时间延迟，鸡羽毛生长欠佳，其中以 6.5mm 最为明显，从 10～12 天开始照射后的鸡比对照组体重明显下降，表明毫米波对鸡的生命过程中有明显影响。

我国第四军医大学李健等用毫米波对小鼠早期胚胎（在体）和受精卵（离体）进行照射后发现胚囊的形成均受到影响，证明毫米波对哺乳动物胚胎早期有不可忽视的影响。

（四）对哺乳动物的全身影响

苏联学者关于毫米波局部照射引起的全身影响的研究引起了关注。

大白鼠和小白鼠，每日照射 1 次，每次 10～15min，连续40～50 天。结果显示，小鼠出现软弱无力，毛皮散乱，一定时间内拒食和饮水，照射后被剃光的毛发不再生长，表皮和皮下均受到损害，血红蛋白降低，血中的抗体和溶菌素量减少一半，小鼠的白细胞呈波动性上升，说明毫米波局部照射对全身均有影响。

（五）对动物皮肤的影响

第四军医大学陈景藻报道用 36.04GHz，功率密度为 1mW/cm^2 和 6mW/cm^2 照射大鼠腰骶正中部脱毛后的皮肤，每日 1 次，每次 30min，连续照射 6 次，观察即刻、24h、48h 和 72h 时的皮肤，结果证明对皮肤结构的影响和对照组一样无明显差别。但频率为 38GHz，功率密度为 45mW/cm^2 和 60mW/cm^2 的毫米波照射会引起皮肤的一些损伤性改变，而 35mW/cm^2 则会引起皮肤发生非损伤性的刺激改变。

（六）对动物内脏的影响

第四军医大学郭鹞等通过小鼠的实验证明毫米波局部照射

虽未见明显损伤，但其他部位或内脏可能出现改变，也就是远距离效应。

如用频率为36.04GHz、功率密度为1mW/cm² 局部照射，肝中糖原贮积增加，小剂量时骨髓巨核细胞分裂数增加，大剂量时巨核细胞出现固缩，说明小剂量起到刺激作用，大剂量则起到损伤作用。

用频率为36.7GHz、功率密度为7mW/cm² 对小鼠局部照射，可引起远距脏器（如骨髓和睾丸）的形态和肝糖原含量的改变。

（七）对受射线损伤小鼠的影响

有学者通过动物实验研究毫米波对受射线损伤的活体小鼠骨髓细胞的保护作用，结果证明，毫米波照射能对骨髓起保护作用但又不导致皮肤发热的最佳功率密度约为10mW/cm²，照射最佳时间是60min，也证明最佳波长在6.7mm和6.82mm、7.09~7.16mm、7.26mm和7.7mm波长处，其细胞数可以从0.5增加至0.85。但其他波长（如6.6mm等）用同样的功率密度照射时则完全没有保护效应。

另外，毫米波照射小鼠，不论小鼠是受放射线照射前还是照射后，一定的波长和功率密度的毫米波照射均可以减轻放射线对骨髓的损害，这为临床上用毫米波治疗癌症时照射提供了动物试验的科学依据。

第四军医大学沈世人等通过小鼠骨髓细胞悬液用毫米波直接照射，证明功率密度2mW/cm² 有效，而小于1mW/cm² 则对骨髓细胞生成量无明显影响。

从以上试验结果看，无论是动物活体外部照射还是动物离体骨髓细胞直接照射，都对骨髓细胞的生成有良性作用，这为毫米波照射的防辐射医学应用提供了良好的应用前景。

（八）对急性肾缺血家兔肾血流量的影响

安徽中医学院周逸平通过观察急性肾缺血家兔肾血流量，证明毫米波照射可以明显增加缺血肾脏的血流量，改善其供血状态（表1-1）。

表1-1　正常家兔毫米波照射前后的肾血流量的变化 $[\bar{x}\pm s, \; ml/(100g\cdot min)]$

照射部位	照射前（$n=20$）	照射后（$n=8$）
肾脏表面	134.02 ± 29.23	165.00 ± 46.50
肾俞穴	138.68 ± 28.06	177.23 ± 55.06

结果显示，肾缺血家兔血流量比正常兔子明显降低；经毫米波照射后，低于正常值的血流量可逐渐恢复，与照射前比较，差异有统计学意义。

（九）对肿瘤细胞的影响

Webb曾研究，500～200GHz是癌细胞的吸收频率，而正常细胞不吸收，故可以用这一频率对癌细胞进行干扰和破坏。

很多学者对喉癌、肝癌细胞和乳腺癌细胞等都进行毫米波照射后的基础实验研究，证明毫米波照射对肿瘤细胞有很大的影响，如使肿瘤细胞内的DNA含量明显减少，细胞克隆形成能力显著下降，而且可以使肿瘤细胞发生形态损伤，改善其超微结构等。这些研究成果均说明毫米波照射对肿瘤细胞有直接杀伤作用。

另一项很有价值的研究是，第四军医大学黄单垣用毫米波照射代替激光照射与血卟啉衍生物相结合治疗恶性肿瘤。

他们使用人胃癌细胞株MG80-3，血卟啉衍生物针剂（10mg/ml），毫米波频率为39GHz（波长为7.69mm），功率密

度为 $30 \sim 60mW/cm^2$。实验结果很令人振奋，癌细胞死亡率有明显提高（90%），而单纯 HPD 组癌细胞死亡率为 20%，单纯毫米波照射组为 18%，对照组为 6%。

据同仁医院研究用 HPD 加激光治疗其有效率只有 84%，而黄单恒研究中癌细胞的死亡率却达 90%，如果用在临床上预计会有更好的效果。

中日友好医院彭俊云等报道，用毫米波照射配合传统抗癌疗法（化疗或放疗），实验中应用的是口服环磷酰胺，以观察癌细胞核平均总面积的变化。结果显示，毫米波加环磷酰胺癌细胞核平均面积为（169.99±7.94）μm^2，比单纯环磷酰胺组（259.02±34.99）μm^2 和单纯毫米波照射组（309.84±14.05）μm^2 的平均总面积都明显减小，有显著的差异。

毫米波同抗肿瘤制剂或 X 线联合作用时，毫米波还可以在很大程度上降低放射线对造血系统的损害，并能增强骨髓造血功能的活性。

六、毫米波对人体各系统的作用与影响

毫米波的局部治疗或长期接触对身体各系统均会产生不同的作用与影响，现分别介绍如下。

（一）对神经系统的作用与影响

神经系统对毫米波有较高的敏感性。现有资料表明，生物膜中包括被激励神经元的膜结构，是体现毫米波照射生物效应的最基本的结构成分，所以中枢神经系统和末梢神经系统是最合适的对象。

小剂量的毫米波也被证明可使大鼠断离的坐骨神经再生速

度加快，而且具有镇痛作用，但是长期接触毫米波者可能出现嗜睡、疲乏、头痛、失眠等症状，脱离这一环境则这些症状也就消失了。

（二）对循环系统的作用与影响

毫米波可以使毛细血管扩张、血流速度加快，从而改善微循环，这样有利于病变组织的营养和氧气的供给，恢复组织的健康，也有利于体内毒素和代谢产物的排泄，使水肿和炎症消散，疼痛减轻。在周逸平等的家兔试验已证明它可以改善肾血流量。

（三）对血液系统的作用与影响

从鼠的试验中可以看出，毫米波照射鼠的腰背部可以使白细胞和淋巴细胞增多。

从沈世文的小鼠试验可以看出，无论是用毫米波对活体动物的外部照射，还是对动物离体的骨髓细胞照射，均可保护骨髓细胞造血功能。

（四）对免疫功能的作用与影响

毫米波可以调节机体的非特异性和特异性免疫功能，对NK 细胞具有活化作用，特别是对于恶性肿瘤患者放化疗之后免疫功能低下者，是一个很好的辅助治疗手段，有助于改善患者的生存质量。

（五）对皮肤的作用与影响

毫米波易被皮肤吸收，小剂量照射可加速伤口愈合，剂量小于 $4mW/cm^2$ 时，无明显损伤，较大剂量照射可引起表皮轻度水肿，颗粒层细胞出现轻度固缩，空泡形成变性，真皮层充血、水肿，少量淋巴细胞浸润，皮下组织轻度水肿。

（六）对眼睛的作用与影响

大于 $15mW/cm^2$ 的较大剂量照射眼部可引起角膜内皮和基质的损伤，大剂量照射可引起虹膜炎、晶体浑浊，研究证明毫米波对角膜的损伤阈值为 $15\sim25mW/cm^2$。

（七）对细胞和微生物的作用与影响

毫米波能抑制核酸，DNA、RNA 的合成，损伤细胞膜和细胞核。Kiselev 用毫米波照射病毒，发现具有抑制病毒的作用；苏联学者孔德拉季耶娃研究发现，7.2mm 的毫米波对细胞毁灭效果最大；Dardanont 等发现，1kHz 方波调制的 72GHz 的调制波对白色念珠菌有明显的抑制作用。

第 2 章　毫米波与糖尿病

一、什么是血糖

血糖是指血液中含有的葡萄糖，其作用是为机体组织细胞的代谢活动提供能量，对保持人体的健康有非常重要的意义。

（一）血糖的来源

主要通过以下三个途径进入血液，以供人体需要。

1. 食物中的糖经过消化和吸收后转化成葡萄糖进入血液中。

2. 肝糖原分解成葡萄糖进入血液中。

3. 脂肪、蛋白质等非糖物质在血糖不足时转化为葡萄糖进入血液中。

（二）血糖的去向

$$血糖 \xrightarrow{\text{氧化分解}} CO_2 + H_2O + 能量$$

$$血糖 \xrightarrow{\text{合成}} 肝糖原或肌糖原$$

多余血糖转化成脂肪、氨基酸等储存起来。

（三）如何保持血糖稳定

正常人血糖相对稳定，才能保证人体各种组织和器官的能量供应。血糖浓度能保持稳定，主要依靠胰腺中的胰岛细胞进行调节。

胰岛细胞分为三种，一种叫 A 细胞，它产生胰高血糖素，可以促进肝糖原分解，促进非糖物质转化成葡萄糖，使血糖含量上升。占胰岛细胞的 24%～40%。

另一种细胞叫 B 细胞，占胰岛细胞总数的 60%～70%。它产生胰岛素，促进血糖进入细胞，并在细胞内合成糖原转化成脂肪和氧化分解，抑制肝糖原的分解和非糖物质转化为葡萄糖，使血糖含量下降。

还有一种胰岛 D 细胞，占胰岛细胞的 6%～15%，主要分泌生长抑素。

食物中的糖类经过小肠绒毛内的毛细血管吸收，进入血液中，形成血糖。胰腺的胰岛细胞分泌胰岛素促进血糖进入细胞，经过氧化、分解，最后产生能量、CO_2 和 H_2O。这些能量供给心脏跳动、肠蠕动、大脑思考等生理活动，以满足人体需要。多余的糖则转化为肝糖原、肌糖原和脂肪、氨基酸等储存起来，以备人体所需。

血糖还需要通过神经体液调节，才能达到血糖平衡。下丘脑可以指挥胰岛 B 细胞分泌胰岛素、降低血糖。下丘脑另一部分则可指挥 A 细胞分泌胰高血糖素和肾上腺分泌肾上腺素使血糖升高。通过下丘脑的指挥，保持人体血糖的平稳。

肾在血糖平衡的调节中也起到一定作用。肾功能正常时，血糖小于 160～180mg/dl，则糖可以重吸收，如果超过这一阈值，超过了肾小管的重吸收能力时，就会有一部分葡萄糖随尿排出。

如果胰岛 B 细胞受损，胰岛素分泌就会减少，血糖就会升高，出现糖尿。

（四）血糖对人体的影响

血液中的葡萄糖为人体必需，血糖过高或过低都会对人体产生一定影响，有些甚至是终身的、致命的，所以保持适当的血糖浓度是机体的需要。

1. **高血糖** 短时间、一过性的高血糖对人体无严重损害，如人体在高度紧张或情绪激动时均会出现血糖增高，一次进食大量的糖也会出现暂时的高血糖。在正常情况下，通过人体的调节后逐渐恢复正常。但是长期高血糖则会转化为糖尿病，这是由于血中胰岛素绝对或相对不足，靶细胞对胰岛素的敏感性降低而引起的全身代谢障碍性疾病，长期高血糖状态可使机体全身各脏器及组织发生病理性改变。下文将详细叙述糖尿病。

2. **低血糖** 很多糖尿病患者注射过量的胰岛素或使用过量降糖药（磺酰脲类），或因为饮食不规律、饮酒等，血糖突然降至 2.8mmol/L。在短期内血糖下降过快或下降幅度过大，就会出现低血糖症状，如心慌、头晕、眼前发黑、手发抖、面色苍白，严重者甚至出现抽搐、惊厥、不省人事、大小便失禁等。糖尿病患者发生低血糖可能引起记忆力减退、反应迟钝、痴呆，严重者昏迷，甚至危及生命，还可能诱发脑血管意外、心律失常和心肌梗死。另外，一过性低血糖反应可引起血糖波动，增加治疗难度。

二、什么是糖尿病

糖尿病是一种常见的慢性进行性疾病，既属于内分泌疾病，又属于代谢性疾病。它是由遗传因素、免疫功能紊乱、微生物感染及其毒素、自由基毒素、精神因素等各种致病因子作用于机体，导致胰岛功能减退和胰岛素抵抗等而引起的糖、蛋白质、脂肪、水和电解质等一系列代谢紊乱综合征。

三、糖尿病的致病因素

1. **遗传因素** 多数学者认为糖尿病是一种遗传性疾病。我国糖尿病患者中有糖尿病家族史的约占 6.55%。糖尿病患者一级亲属的患病率比一般人群要高出 5～21 倍。同性别的双胞胎均患糖尿病者，幼年患病率为 50%，成年人可达 90% 以上。

中国人更易患上糖尿病。美国人体脂率达到 30% 时才有患糖尿病的危险，而中国人体脂率达到 23% 时就可能已经患上 2 型糖尿病。我国糖尿病的患病率已达 3%～5%，糖尿病患者已达 4000 万。我国农村，有 2%～3% 的人患糖尿病。北京地区的患病率可达 10%。

2. **肥胖因素** 肥胖往往是多种疾病的共同病理基础，如糖尿病、高脂血症、高血压、高尿酸血症、痛风等。特别是向心性肥胖患者，由于脂肪细胞肥大，脂肪细胞受体的密度减低，对胰岛素敏感度减退，血糖容易上升。肥胖者活动量少，糖代谢减慢，血糖也容易上升。另外，肥胖者往往伴有高脂血症、高血压、高黏血症，这些都是糖尿病的危险因素。

3. **年龄因素** 儿童多为 1 型糖尿病，与遗传、病毒、免疫有关。老年人多由于活动量减少、饮食不合理，加上胰岛 B 细胞衰老和全身各器官衰退，所以易患 2 型糖尿病。45 岁以上的人均属于高危人群，患者数达 75% 以上，因此要定期检查血糖。

4. **脑力劳动比体力劳动发病率高** 脑力劳动者，特别是白领工作人员工作压力大，应酬多，活动量也小，并且经常以车代步，更易患糖尿病。

5. **精神紧张的人易患糖尿病** 长期处于紧张、焦虑、愤怒、恐惧的人，由于精神紧张易造成血糖波动，其交感神经兴奋性强，体内的肾上腺素和肾上腺皮质激素等激素的浓度常急剧上升，导致血糖水平上升，血脂分解加速，甚至可以发生酮症。

6. **更年期妇女易患糖尿病**　更年期妇女由于胰岛细胞的胰岛素分泌减少，血糖易上升。

7. **其他**　高密度脂蛋白胆固醇低和甘油三酯高，患有高血压，患有心脑血管病，使用特殊药物（如糖皮质激素和利尿药等）都可能诱发糖尿病。

四、糖尿病的早期症状

（一）"三多一少"

2 型糖尿病患者多在 30—45 岁发病，占糖尿病患者的 90%以上，目前这种疾病有年轻化的趋势，其中最典型的症状是"三多一少"。

1. **多食**　由于大量糖从尿中丢失，部分患者每日失糖 500g以上，机体常处于"半饥饿状态"，能量缺乏需要补充，因而引起"多食"。同时因为高血糖刺激胰岛素分泌，患者易产生饥饿感。

2. **多饮**　由于多尿水分丢失过多，发生细胞内脱水，刺激神经中枢，出现烦渴多饮，饮水量和饮水次数常会增多。

3. **多尿**　尿量增多，每昼夜尿量达 3000～5000ml，最多可达到 10000ml 以上。排尿次数也增加，常常 1～2h 即小便 1 次。有此患者每昼夜可尿 30 多次，血糖越高，排出的尿糖越多。这是由于糖尿病患者血糖浓度高，体内不能充分利用，肾小球滤出而不能完全被肾小管吸收，以致形成渗透性利尿。

4. **体重减少**　由于胰岛素不足,机体不能充分利用葡萄糖,常通过分解脂肪和蛋白质来补充能量和热量，其结果是体内的糖类、脂肪和蛋白质被大量消耗，加上水分丢失，患者体重减轻，以致疲乏无力，精神不振。

（二）其他表现

以上"三多一少"在 1 型糖尿病患者中较明显，2 型糖尿病有时则不明显。其他表现还有以下方面。

1. 皮肤的变化　糖尿病早期信号包括脖子后面、肘部及关节部位的皮肤骤然变暗沉、发皱。高胰岛素水平促进细胞的生长和黑色素增多。

2. 皮肤发痒　痒感强烈到难以入睡，女性则有会阴部瘙痒症，这是由于糖尿病影响血液循环，使皮肤干燥、发痒，包括手脚和小腿发痒。

3. 听力下降　患病前听力很好，患病后听力明显下降。美国健康研究所已证明听力损失是糖尿病的一个症状。

4. 疲乏　突然发生疲乏，走路如踩棉花的感觉，这是糖类、脂肪和蛋白质被消耗的缘故，经常疲劳，嗜睡。

5. 突然想吃糖　这是由于细胞内缺糖导致。

6. 易饥饿，反复发生低血糖　这是由于早期糖尿病，分泌胰岛素过程缓慢，血糖高峰过去后，胰岛素仍处于高水平，于是出现低血糖。

7. 手足麻木　感觉异常，伴有刺痛和烧灼感、蚁走感，下肢痛，行走困难，可能是由末梢神经炎导致。

8. 打鼾　大约有 1/2 的 2 型糖尿病患者出现睡眠呼吸紊乱，这时患者可能夜间睡觉打鼾，而白天嗜睡。最近加拿大的研究显示，23% 的糖尿病患者被诊断为轻度或中度阻塞性睡眠呼吸暂停综合征。睡眠呼吸暂停综合征患者会在睡眠时释放压力激素，进而提高血液中的血糖水平。

9. **排尿困难**　糖尿病患者中排尿困难的比例约占 21.7%，故中老年人若出现排尿困难，除考虑前列腺肥大之外，应考虑糖尿病。

10. **腹泻与便秘**　因糖尿病可能引起内脏神经病变，造成胃肠功能失调，从而导致顽固性腹泻和便秘。

11. **泌尿系统感染**　患者尿有异味，泡沫很多，泌尿系统经常有炎症。

12. **阳痿**　糖尿病可引起的神经血管病变，以及阴茎海绵体的血管硬化可引起男性患者阳痿。

13. **胆道感染**　胆道感染在糖尿病患者中发病率甚高。

14. **口干舌燥**　口渴是糖尿病患者的早期症状，一般平日不喝水的人，突然水杯不离手，这时就要当心有糖尿病了。

15. **难以控制的肺结核**　糖尿病患者并发结核概率比正常人多 3～5 倍，这是由于糖尿病患者的抵抗力差，高糖环境更有利于结核菌生长导致。

五、糖尿病的发病率

全球糖尿病患者过 4 亿人，在我国糖尿病的发病率也呈"爆炸式"增长。按 2013 年发表的统计数据，我国糖尿病的发病率已达 11.6%，在 18 岁以上人群中，约有 1.14 亿，城市居民患病率为 14.3%，农村居民为 10.3%。

值得密切关注的是，我国约 1/2 的成年人（50.1%）是糖尿病的"后备军"，临床数据显示这类人群均处于糖尿病前期，也就是说处于糖尿病和正常血糖之间的一种状态。这一阶段被认为是糖尿病的必经阶段，是糖尿病的预警信号。具体说是在餐后血糖为 7.8～11.1mmol/L（即糖耐量减轻）或空腹血糖为 6.1～7.0mmol/L（即空腹血糖受损）的状态。

随着我国经济的高速发展，人们的饮食结构发生改变，身体活动量减少导致身体肥胖。现在 18—29 岁的青年人，约有 40% 为糖尿病的潜在人群，这些人罹患脑卒中、心脏病、肾衰竭的风险正在逐年增加。

在糖尿病的治疗上，大约有 2/3 的糖尿病患者血糖没有得到有效控制，必须引起重视。每年的 11 月 14 日已被定为"世界防治糖尿病日"。

在"糖尿病前期"的患者如果及时注意，改变现有的不良生活方式，"悬崖勒马"，管住嘴、迈开腿，可以把血糖慢慢调整过来，使血糖重回正常，防止或推迟向前发展，成为糖尿病。

六、糖尿病的诊断标准

1. 有典型的糖尿病症状者任意血糖 ≥ 11.1mmol/L 即可诊断为糖尿病。

2. 做糖耐量试验或两次空腹血糖 ≥ 7.0mmol/L 诊断为糖尿病。

3. 空腹血糖 < 6.1mmol/L 为正常。

4. 餐后 2h 血糖 ≥ 7.8mmol/L，但 < 11.1mmol/L 为糖耐量低减。

5. 空腹血糖 ≥ 6.1mmol/L，但 < 7.0mmol/L 为空腹血糖损害。一般静脉血检查时要去除红细胞，而指尖血则用的是全血。使用含有红细胞的全血检测，空腹血糖值比血浆的血糖值要低约 12%。

测血糖时间，一般为空腹 8h 后取血，在进餐开始 2h 后测定，餐后 2h 测定比空腹测定更有意义，可反映进餐和服药后的血糖变化，这是空腹血糖不能取代的。

红细胞中的血红蛋白，它与血中葡萄糖反应糖化而产生糖化血红蛋白（AIC）。AIC 一经生成，很难再分离为原来的血红蛋白，一直到 120 天此红细胞排出体外为止。AIC 的正常值为 4%～6%，AIC 值可代表 6～8 周的平均血糖值（国家卫生健康委近期规定 60 岁以上老年人的 AIC 可以达到 7%，若 > 7.5% 则有心脑血管病的危险），它更能准确反映病情。

特别值得注意的是，糖尿病患者由于长期高血糖，如果血糖接近正常人血糖低限，很容易发生低血糖，低血糖会造成肾上腺素分泌增多，使人感到心慌、出汗、战栗、饥饿、血管收缩，更易产生心绞痛、心肌梗死、脑血管意外等严重并发症，所以控制的血糖标准可以放宽一些。

（1）较好标准：餐前血糖 6.1～7mmol/L（正常人为 3.3～5.6mmol/L），餐后 2h 血糖 7.8～10mmol/L（正常人为 3.3～7.8mmol/L）。

（2）最好标准：餐前血糖 4.4～6.1mmol/L，餐后 2h 血糖 4.4～7.8mmol/L。

总之，不论血糖低限为多少，以不出现低血糖症状为标准。

七、糖尿病的分类

糖尿病分为原发性和继发性两类。

1. 原发性糖尿病　1999 年世界卫生组织专家委员会公布，将糖尿病分为 1 型和 2 型两类（取消"胰岛素依赖型"和"非胰岛依赖型"糖尿病名称，而且把罗马数字编号的 I 型和 II 型改为阿拉伯数字编号的 1 型和 2 型）。

1 型糖尿病：指的是胰岛细胞破坏，导致胰岛素的绝对缺乏，其破坏由自身免疫引起。

2 型糖尿病：是最常见的一种，占糖尿病总数的 90% 以上，主要是胰岛素抵抗及相对的胰岛素缺乏。所谓胰岛素抵抗指的是体内胰岛素并不少或反而多，但因组织对胰岛素不敏感使其不能正常发挥作用而导致血糖升高。

1999 年的方案保留了妊娠期糖尿病的分型，是指在妊娠期发生糖尿病或血糖异常者。这时的糖尿病患者分娩后有些可恢复正常，但也有些不能恢复或随后发生 2 型糖尿病。

2. 继发性糖尿病　这类糖尿病只占 5%～10%，有比较明确的病因。

（1）继发于胰腺疾病：如慢性胰腺炎等。

（2）继发于内分泌病：如肢端肥大症、库欣综合征等。

（3）遗传基因缺陷：如线粒体变异引起的糖尿病。

（4）药物引起糖尿病：如长期服用肾上腺皮质激素、利尿药等。

另外，葡萄糖耐量减低不算在分型中，因可能发展成糖尿病而称为糖尿病前期。

八、警惕糖尿病的并发症

糖尿病不可怕，怕的是其严重的急、慢性并发症，糖尿病并发症已成为糖尿病致残或致死的主要原因。在糖尿病的治疗过程中，约 70% 的医疗费用于治疗急、慢性并发症，而且一旦出现这些并发症，就很难发生逆转。医患双方所能做的也只有尽力阻止病变的进一步发展和恶化。因此，对糖尿病并发症的预防是重点，早期预防是重中之重。

1. **酮症酸中毒**　是糖尿病最常见的一种急性并发症，自从1921年胰岛素问世以来，大多数患者都能转危为安。

酮症酸中毒的发生原因主要是胰岛素严重缺乏导致糖的利用障碍，血糖显著增高，尿糖排出增加，机体转而靠脂肪作为能量来源，伴随脂肪的过度分解，产生大量的酸性物质——酮体，随着酮体在体内积累，患者就出现了代谢性酸中毒。

酮症酸中毒，表现为明显的糖尿病症状，如口渴、多饮、多尿、头晕、嗜睡、神志不清、血压下降，或者呼出气体有烂苹果味；严重者昏迷，如不及时抢救，可导致死亡。

酮症酸中毒一经发现，应立即送往医院抢救，采取静脉滴注胰岛素、补充液体和电解质等措施。

酮症酸中毒重在预防。其有三类常见的诱发因素：①患者擅自停用或减少胰岛素用量；②患者处于严重感染、创伤、急性心肌梗死、脑卒中等应激状态；③暴饮暴食。只要避免以上因素就可以避免发生酮症酸中毒。

2. **糖尿病性心脏病**　糖尿病与心脏病是结在一根藤上的两个苦瓜，都和胰岛素抵抗有关。

糖尿病患者不仅仅是血糖升高，往往也存在高血压、高血脂、高黏血症、肥胖等心血管危险因素。因此，糖尿病患者罹患心血管病的危险性大幅增加。大量医学证明，糖尿病是冠心病等危症的催化剂。据统计，近80%的糖尿病患者最终死于心血管并发症。除发病率高以外，还有发病年龄早、起病隐匿、病变严重和预后差等特点。由于糖尿病可损害患者的神经系统，使患者痛阈升高，即使发生严重的心肌缺血，疼痛也很轻，甚至没有症状，因此无症状性心肌缺血或无痛性心肌梗死的发生率高，而且不易被发现。英国科学家证明，控制血糖可以明显减少眼底和肾等组织的微血管病，但是对于心血管并发症无明显的降低。目前，国内外专家一致认为，糖尿病患者除严格控制好血糖以外，还应当降压、调脂、降低血黏度、减肥、戒烟等全面控制，去除心血管疾病的各种危险因素，才能达到减少危及生命的血管并发症的发生率。

糖尿病心脏病的症状体征如下。

（1）休息时心动过速：因糖尿病早期可累及迷走神经。而交感神经处于相对兴奋状态，故心率增快，常较固定。在休息状态下，心率超过 90 次 / 分，严重者心率可达 130 次 / 分，则提示迷走神经损伤。

（2）直立性低血压：当患者以卧位起立时，如收缩压下降＞30mmHg 或舒张期血压下降＞20mmHg，称为直立性低血压。有时收缩压和舒张期血压均下降，尤其是舒张压下降更为明显，甚至降到 0mmHg。常伴头晕、心悸、大汗、视力障碍、晕厥，甚至休克。特别在高血压患者口服降压药、利尿药和血管扩张药时更易发生。这种低血压应当注意与低血糖相区别。

3. **糖尿病肾病**　是临床常见和多发的糖尿病并发症，是糖尿病最严重的并发症之一。糖尿病肾病是微血管的并发症，是指糖尿病性肾小球硬化症，一种以血管损害为主的肾小球病变。早期无症状或血压偏高，血压随着病程延长而增高。糖尿病早期肾体积增大，肾小球滤过率增加，呈高滤过状态，以后逐渐出现间隙蛋白尿或微量蛋白尿。随着时间延长，常呈现持续性蛋白尿、水肿、高血压、肾小球滤过率降低，进而出现肾功能不全，最终形成尿毒症，这也是糖尿病的主要死亡原因之一。

（1）尿毒症：糖尿病患者若血糖控制不好，10～20 年后约有 50% 的患者并发尿毒症。据统计约有 1/3 的糖尿病患者患有糖尿病肾病。糖尿病患者尿毒症的发生率较非糖尿病患者增加17 倍。接受透析治疗的尿毒症患者中 2/5 是由糖尿病引起，故有人把尿毒症称为缓期癌症，患者只能靠血液透析和肾移植来维持生命。

（2）糖尿病肾病：其危险因素包括高血糖、高血压、高血脂、高血黏、高蛋白（特别是植物蛋白）饮食、吸烟及遗传等均可以导致糖尿病肾病。防治糖尿病肾病，主要有以下四大法宝。

① 严格控制血糖：一定要把血糖控制在理想状态，即空腹血糖＜6.1mmol/L，餐后2h血糖＜8.0mmol/L，糖化血红蛋白＜6%。通过控制血糖可以使大多数早期糖尿病肾病（微量白蛋白尿期）得到缓解或逆转。糖尿病肾病早期可用格列喹酮（糖适平）治疗，因该药主要是通过胆道排泄，当肾功能不全时，应给予胰岛素治疗。

② 严格控制血压：可以明显减少糖尿病肾病患者的蛋白滤出，血压应当控制在120/80mmHg以下。常用降糖药为血管紧张素转换酶抑制药，如卡托普利、依那普利，是治疗糖尿病并发高血压的安全有效首选药物。这类药物除降糖外，还可增加肾血流量而减少蛋白尿。

③ 降血脂和血液黏稠度。

④ 限制蛋白质的摄入：食物中蛋白摄入量以每千克体重每日0.8g为宜，主要选择优质的动物蛋白（鸡、鱼、蛋、奶）以供给足够的必需氨基酸。植物蛋白（豆腐等）会增加肾负担，应限制摄入量，如水肿还应当限制食盐（每日5g以下）。

4. 糖尿病眼病　糖尿病眼病的失明率是正常人的25倍，世界上引起双目失明最重要的原因就是糖尿病眼病，几乎所有的眼病都有可能发生在糖尿病患者身上。一般在罹患糖尿病5年之后开始出现，其发生的早晚与糖尿病严重程度和血糖控制的好坏、血脂、血压等有直接关系，如青光眼、角膜溃疡、玻璃体积血等，但最常见而对视力影响最大的是视网膜病变和白内障。

（1）视网膜病变：由于糖尿病引起视网膜微血管病变，血管过度收缩，微血栓形成，导致局部缺血缺氧，引起视网膜病理损伤。如出现视物模糊、视力减退、夜间视力差、眼前有块状阴影、双眼视野缩小等现象，应当及时到眼科检查眼底，看是否有糖尿病眼底病。如发现相关问题，可以及时用激光光凝术治疗，封闭出血点和新生的血管，早期挽救视力，避免进一步恶化导致失明。

（2）糖尿病白内障：如出现视物不清，眼前有云雾感，感觉阳光、灯光不耀眼，更换眼镜视力仍无改进，视力下降，这就需要考虑是否有白内障，及时到眼科检查。

5. 糖尿病足　是糖尿病患者由于合并神经病变和不同程度末梢血管病变而导致的下肢感染，溃疡形成（或）深部组织的破坏。

糖尿病患者由于长期高血糖，使下肢血管硬化，血管壁增厚，弹性下降，血管容易形成血栓，造成下肢血管闭塞、肢体神经损伤，从而引起水肿、发黑、腐烂、坏死，形成坏疽。

糖尿病患者足部病变的发生率是非糖尿病患者的 17 倍，而截肢率是非糖尿病患者的 20～40 倍。国外的截肢患者中，除创伤导致，糖尿病患者约占 50%。

足溃疡常由于足部微小皮损不注意而造成严重的后果。目前治疗尚无理想办法，而干细胞移植血管再生技术（又称细胞血管搭桥术）给糖尿病足的治疗带来新希望，国内已有成功的病例。如果足部溃疡、坏疽，给全身带来感染的危害，一般均在感染部位以上 10cm 处截肢，这只有在非手术治疗无效时予以考虑。

糖尿病足防治：应控制血糖，注意足部检查和护理，还要注意戒烟。

6. **糖尿病神经病变**　是糖尿病在神经系统发生的多种病变的总称，是糖尿病的三大并发症之一，比糖尿病视网膜病变、糖尿病肾病的发病率还要高，症状出现还要早。

糖尿病神经病变大致可以分为周围神经病变、自由神经系统病变、脑神经病变、脊髓病变、脑部病变、糖尿病肌营养不良症等。

下面重点介绍以下几种病变。

（1）周围神经病变：包括感觉神经和运动神经，其中又以感觉神经病变最为多见。临床表现为对称性疼痛和感觉异常，下肢症状比上肢更为明显。感觉异常有麻木、蚁走感、虫爬感、发热、触电感，从远端上行到膝上，呈手套和袜套样感觉，感觉障碍严重者可出现久治不愈的溃疡、溃烂坏死，严重者需要截肢。

（2）自主神经病变

① 在心血管系统的表现：a.休息时，心动过速，心率达90～100次／分，有时可达130次／分；b.直立性低血压，患者从卧位起立时，收缩压和舒张压均下降；c.无痛性心肌梗死，40%的患者会出现，可导致严重心律失常、心力衰竭、心源性休克，甚至猝死。

② 胃肠功能紊乱：可出现吞咽困难、胃排空延迟、腹胀，医学上称之为"胃轻瘫"，也可表现为胃肠功能紊乱——腹泻、便秘交替出现。

③ 泌尿生殖系统表现：a.阳痿，国外报道患病率为40%～50%，其起病慢呈进行性，持续性加重。b.不育症，由于阳痿和膀胱内括约肌松弛而射精返回膀胱；另外，40岁以下女性患者约38%出现月经紊乱。c.膀胱排尿功能异常，出现排尿无

力、尿潴留和膀胱过度充盈。

④ 其他临床表现：a. 出汗异常，如头面部和上半身出汗，有时睡梦中突然出汗、心慌、惊醒，类似低血糖；b. 自主神经紊乱，皮肤内血管对温度反射性收缩与舒张调节失调，而且易出现水肿。

⑤ 脑神经病变：除嗅神经和舌下神经外，其余 10 对脑神经均可能受损。其中最常见的为视神经、动眼神经和外展神经受损，表现为视力障碍、复视等症状。

糖尿病神经病变的防治：主要是控制血糖、纠正体内代谢紊乱；另外，用一些改善神经营养和改善微循环的药物，促进神经修复。

7. **糖尿病性皮肤病变**　糖尿病对血管与神经系统的损害必然累及皮肤，皮肤中毛细血管的葡萄糖含量增多，会有 1/3 的糖尿病患者出现症状，其临床表现如下。

（1）皮肤感染：如真菌感染、化脓细菌感染和病毒感染。

（2）皮肤血管病变：皮肤发红、紫癜、血管性溃疡、糖尿病性坏疽。

（3）皮肤神经病变：皮肤瘙痒症、无汗症。

预防办法：在控制血糖的同时，要保护皮肤清洁卫生，防止皮肤意外受损。一旦有局部损伤和感染，应及时治疗。

九、糖尿病的治疗

目前世界公认治疗糖尿病的办法称为"五架马车"，即饮食控制、运动疗法、药物治疗、血糖监测和糖尿病教育。糖尿病可防可治，只要方法得当，病情可以得到理想的控制。教育是先导，饮食是手段，药物是根本，监测是保证。

（一）糖尿病教育和心理治疗

1. 糖尿病教育　糖尿病的不同阶段在治疗上有巨大差异，因此管理好糖尿病是一门综合科学。在各种疾病中，糖尿病是需要患者进行自我管理的，例如医生告诉患者该吃什么不该吃什么，如果患者不遵从，就会影响疗效。另外，患者除糖尿病以外，如还有高脂血症、高血压、肥胖等危险因素，需综合判断饮食如何控制、运动量要多大，需在医生指导下配合进行。

糖尿病的教育指导，应包括糖尿病的基础知识，如糖尿病的症状、预防、治疗；此外，在生活、学习和工作各方面也需要有所了解。

糖尿病患者要学会自我监测血糖，需要学习的知识包括如何操作血糖测量仪，如何正确使用药物和胰岛素，如何定时测量血糖和糖化血红蛋白，如何平衡和控制饮食等。

因此在糖尿病管理过程中，需加强患者自身的参与度，帮助患者提高对糖尿病这一慢性疾病、全身疾病的认识，减少药物治疗的盲目性和随意性。

患者和患者家属要知道以下一些知识：①什么是糖尿病；②糖尿病有哪些并发症；③怎么知道自己得了糖尿病；④哪些人群应当到医院检查确定是否得了糖尿病；⑤得了糖尿病怎么办；⑥糖尿病能否治愈；⑦如何平衡膳食；⑧如何科学运动；⑨如何正确服药；⑩如何注射胰岛素；⑪如何预防糖尿病足和皮肤感染；⑫如何预防低血糖；⑬如何监测血糖；⑭血糖的控制指标。

糖尿病是一种慢性病，很难治愈，被诊断后患者心理上有很大的压力，焦虑、忧伤、心情烦躁、生气、发怒，这些坏情绪对糖尿病有非常大的影响。这类患者很容易产生并发症，特别是眼底的改变。医学实验证明心理因素影响糖尿病的物质基础是肾上腺素，肾上腺素不仅使血糖升高，还会导致血小板功能亢进，造成小血管堵塞，从而诱发各种并发症。

对患糖尿病的人来说，在控制饮食、接受药物和物理治疗（如激光）以及适量运动的基础上，更应制怒、戒愤、忌忧，而应以乐为本。保持良好的心理状态和稳定的情绪，努力维持中枢神经的平稳状态，这些对控制糖尿病的发展，预防并发症具有重要意义。

2. *心理治疗*　心理治疗是通过认知疗法对糖尿病患者进行解释、说理、疏导、安慰等方法，以帮助其消除各种消极情绪反应。另外，通过行为疗法技术帮助患者遵从药物治疗和饮食控制计划，包括血糖自我监测、行为强化和行为塑造疗法等。

一般心理专家采用以下方法：①躲避法，想办法脱离导致愤怒的环境，为患者提供一些避免发怒的好方法；②转移法，如唱歌、听音乐、跳舞、学习书法、绘画等；③释放法，向医生倾诉，医生耐心解释；④控制法，医生指导患者稳定情绪的方法；⑤升华法，把不良情绪转化为工作动力。

（二）血糖的自我监测

自我监测是控制血糖达标的重要措施，也可以减少低血糖的危险，对不同病情、不同治疗方法的患者要区别对待，监测频次也不同，可降低 51% 死亡风险，同时降低并发症的风险。特别提到的糖化血红蛋白（HbA1c）的测量能起到至关重要的作用，已经成为反映血糖长期控制好坏的金标准，也是临床决定是否要更换治疗的重要依据，HbA1c 能反映近 3 个月的血糖平均值。

在饮食量和运动量相对固定的基础上，血糖波动较大者可采用以下几种监测法。

1. 多点血糖监测法 第一天，监测早餐前，餐后 2h 血糖；第二天，监测中餐前，餐后 2h 血糖；第三天，监测晚餐前，餐后 2h 血糖；第四天，监测睡前（晚上 10:30）血糖。

2. 两点或一点血糖监测法 对于血糖较平稳者，选择 7 个时点中某两个或某一个点进行监测。

（1）空腹血糖正常，可直接监测餐后 2h 血糖。

（2）晨起空腹血糖较高者，可监测晚餐后 2h 和睡前血糖。

（3）凌晨出现低血糖反应者，可监测睡前血糖和凌晨 3:00 血糖。

3. 血糖监测的间隔时间

（1）血糖理想（空腹血糖 6～7mmol/L，餐后 2h 血糖 7～8mmol/L）者，可半个月或 1 个月测 1 次。

（2）血糖较平衡（空腹血糖 7～7.5mmol/L，餐后 2h 血糖 8～10mmol/L）者，可 1 周或半个月测 1 次。

（3）血糖波动较大（空腹血糖 8～10mmol/L，餐后 2h 血糖 11mmol/L 以上）者，需要 2～3 天测 1 次。

4. 糖化血红蛋白的监测 每 3 个月监测 1 次。

HbA1c 标准：HbA1c < 6.5% 控制理想，HbA1c < 7% 控制达标，7% < HbA1c < 8% 控制不良，HbA1c > 8% 控制较差。但在以下五种情况下要随时测血糖。

（1）出现饥饿感：饥饿感不一定是血糖低，患者存在胰岛素抵抗时，自身血糖高，但细胞不能吸收，所以产生饥饿感。

（2）口渴：可能是血糖高的表现。

（3）疲劳：血糖高时可能会觉得全身无力。

（4）睡得过死：血糖高或低时都会睡得过沉，不易被唤醒。

（5）脾气大：低血糖时易出现易怒、焦虑、心慌、出汗、颤抖等。

此外，很多情况下患者血糖会出现变化，如少吃、多吃、吃特殊食品、饮酒、过劳、剧烈运动、生病、情绪变化和月经期时，血糖均会变动，故需通过按时测量以了解哪些因素会影响血糖，对调整生活提供依据。

在出现低血糖（在 10min 以内）时，身体内外血糖激素马上释放，10min 后血糖会上升，而且会大大高出正常水平（称为索莫吉反应）。所以，如果测晚了，则血糖值反映的不是低血糖，而是低血糖后高血糖反应；而不测血糖，治疗方案就可能是错误的。

（三）糖尿病的药物疗法

糖尿病患者应在医生指导下根据具体情况进行药物治疗。

1. 磺酰脲类　主要通过刺激胰岛素分泌而发挥作用，一般餐前半小时服药效果为最佳。低血糖反应是磺脲类药物最严重的不良反应，主要特征是乏力、饥饿、焦虑、心悸、多汗、面色苍白、反应迟钝等。如出现相关症状，应适当减少服药的剂量，服药后及时吃饭。常用的药物有格列喹酮、格列本脲、格列齐特、格列吡嗪等，磺酰脲类药物是一类中等强度的口服降糖药，当空腹血糖大于 11mmol/L，单用磺酰脲类很难降至正常。

除低血糖的不良反应以外，有时还会出现消化道反应，如食欲减退、上腹部不适、恶心、呕吐、腹胀、腹痛；有时有血液系统反应，如白细胞、血小板或全血细胞减少；过敏反应，如皮肤瘙痒等；有时出现高胰岛素血症和肥胖等。

2. 双胍类口服降糖药　不诱发低血糖，而且还具有心血管的保护作用，如调脂、抗血小板凝结等，但有严重心、肝、肺、肾功能不良患者不推荐使用。因其对胃肠有不良反应，建议餐后服用，特别是对肥胖的2型糖尿病患者。常服用的是二甲双胍。

3. **糖苷酶抑制药**　常用的是阿卡波糖，它只有在含一定量的糖类（米、面等）中才能发挥作用，所以应餐前即服，或与第一口饭同服。它的主要作用是抑制小肠黏膜上皮细胞表面的糖苷酶，延缓糖类的吸收，从而降低血糖。

4. **格列酮类（噻唑烷二酮）**　可提高周围组织对胰岛素的敏感性，改善胰岛素抵抗而降低血糖，并能改善与胰岛素抵抗有关的多种心血管危险因素。这类药物应用过程中必须密切注意肝功能，其常与磺酰脲类、二甲双胍或胰岛素合用。

5. **格列奈类（甲基甲胺苯甲酸衍生物）**　刺激胰岛素分泌，起效快，作用时间短，对餐后血糖有较好控制。在进餐前服用，如瑞格列奈（诺和龙）。

6. **胰岛素**

（1）分类：可以分为短、中、长效胰岛素三种。

① 短效胰岛素：皮下注射后起效时间20～30min，作用高峰2～4h，持续时间5～8h。

② 中效胰岛素（低精蛋白锌胰岛素）：起效时间为1.5～4h，作用高峰6～10h，持续时间12～14h。

③ 长效胰岛素（精蛋白锌胰岛素）：起效时间为3～4h，作用高峰14～20h，持续时间24～36h。

（2）胰岛素以下情况用最合适。

① 1型糖尿病：胰岛细胞不分泌胰岛素，所以必须替代治疗。

② 有比较严重的糖尿病并发症：如眼并发症、肾功能不全等，都应当用胰岛素治疗。

③ 口服降糖药失效的情况下，也应当使用胰岛素。如磺酰脲类药物（格列本脲、格列齐特、格列吡嗪、阿卡波糖）使用

6 片以上还不见效，说明胰岛功能已衰竭。

如果平日血糖控制很好，但突然患病，如肺炎、心肌梗死、骨折，这时血糖上升需注射胰岛素。需要注意的是，妊娠时血糖上升，不能口服降糖药（引起胎儿畸形），应该注射胰岛素。此外，急需手术的患者（如急性阑尾炎等），要把血糖调至正常时，可注射胰岛素。

胰岛素是胰岛 B 细胞分泌的一种多肽激素，可以增加葡萄糖的利用，促进葡萄糖转变为脂肪，增加糖原合成，抑制分解，从而产生降血糖作用。因促进脂肪的生成，抑制其分解作用，使酮的生成减少，纠正酮症酸血症的症状。胰岛素还能促进甘油三酯和极低密度脂蛋白的合成，增加氨基酸的转化，促进蛋白质的合成，抑制其分解。

以上是我们最常用的降糖治疗。但随着科技的发展，治疗糖尿病又有进一步的发展。如临床开始应用的肠促胰岛素，它可以促进胰岛素释放，增加胰岛素的合成和分泌，抑制胰血糖素释放并影响胰岛细胞的凋亡、增殖和再生几个方面。每日只需注射 1 针，不增加体重，也不会发生低血糖。还有用胚胎干细胞移植来恢复胰岛细胞的功能，患者无痛苦。

细胞渗透修复疗法是临床上运用干细胞进行微创操作的一种新疗法。干细胞是一类具有自我复制能力的多潜能细胞。干细胞可以治疗各种细胞损伤性疾病，如糖尿病。它可以修复受损的胰岛细胞，恢复胰岛功能，使之正常分泌胰岛素，从而实现糖尿病的临床康复。

（四）糖尿病的运动疗法

糖尿病的运动疗法是糖尿病治疗的两大基石之一。在国外，也把体力活动、饮食控制、注射胰岛素列为治疗糖尿病的三大法宝。其原则是因人而异，量力而行，循序渐进，持之以恒。

1. 运动疗法的作用

（1）增加机体组织对胰岛素的敏感性，促进全身组织更多更快地利用糖从而改善糖代谢。

（2）加速脂肪分解，改善高脂血症，使 HDL 上升。

（3）增强心肺功能，促进全身代谢。

（4）增强全身各器官，尤其是心、脑、肝、肾、肺的免疫功能。

（5）提高机体产生免疫球蛋白和多种抗体的能力，提高机体应激适应能力，改善全身代谢。

（6）预防和控制并发症（如心脑血管疾病）的发生、发展。

2. 适合运动疗法的糖尿病患者

（1）餐后血糖值 11.1～16.7mmol/L 以下者。

（2）无严重的并发症者。

（3）肥胖者更适合运动。

3. 不适宜运动疗法的糖尿病患者

（1）急性感染和活动性肺结核者。

（2）合并严重心、肾并发症，酮症酸中毒的患者。

（3）重症糖尿病患者，在未注射胰岛素或未用药前，运动可能导致酮症酸中毒。

（4）应用胰岛素疗法患者，在胰岛素发挥最晚的时刻，如上午 11:00 不要进行体育锻炼，避免发生低血糖。晚饭前，如下午 5:00 也应避免体育活动。

（5）有糖尿病的其他并发症者，如严重眼底病变、糖尿病足、近期发生血栓等。

（6）血糖控制不佳者。

4. 糖尿病患者应合理控制运动量　如运动量太少、起不到锻炼效果；运动量太大，也会引起不良反应，甚至使病情加重。

最合适的运动量，可以让患者运动时达到适宜心率，正常人心率为 60～90 次 / 分。运动时适宜心率 =170－年龄。

如 65 岁的老年人，运动时最适宜的心率约为 170－65=105 次 / 分。最多不宜超过适宜心率 20 次 / 分，即心率最多不宜超过 125 次 / 分，否则就是运动量过大。

经测定，一些运动进行时的常规心率如下：简式太极拳为 90～105 次 / 分，快步走 100～110 次 / 分，慢跑 120～140 次 / 分，游泳 105～109 次 / 分，广播操 110～120 次 / 分，打乒乓球 95～126 次 / 分。

5. 运动的最佳时间　早餐或晚餐后 0.5～1h 锻炼最为合适。餐前运动可能引起血糖波动，也可能因延迟进餐造成血糖过低，为了消除对消化系统功能的影响，运动建议安排在餐后 30min 以后进行。晚上睡觉前运动不可取，因随后睡觉时将处于低血糖状态，故易出危险。早晨空腹运动，易诱发低血糖；又由于清晨气温低，冷刺激易使心脑血管病患者发病。而且清晨空气污染在一天中最为严重，CO_2 最高，故不建议清晨运动。

运动时间以每次 30min 左右为宜，最多不超过 1h。每周 3～4 次，间歇时间不宜过长。

6. 适合糖尿病患者的运动　因人而异。但运动后心率应控制在 120 次 / 分左右，如游泳、骑自行车、气功、打太极拳、乒乓球、门球、慢跑等。中老年糖尿病患者如进行以上运动感觉过累，也可以采用散步锻炼法，步法可以自行调节。慢速（60～70 次 / 分），中速（80～90 次 / 分）散步，可用于一般保健；快速步行法每小时步行 5000～7000m，每次锻炼 30～60 次 / 分，用于中老年人增强心力和减轻体重。

在散步时摆臂的摩腹散步还有助于缓解系统和胃肠慢性疾病。

7. 运动前的注意事项

（1）了解运动前、中、后的血糖变化。血糖高于 14mmol/L 时不要运动。

（2）运动要循序渐进，因人而异，量力而行，贵在坚持。

（3）携带易于吸收的糖类，如饮料、糖果等，以备低血糖出现时服用。

（4）穿合适的鞋，注意足部护理。

（5）运动前多喝水。

（6）不要空腹运动，以免低血糖。应先加餐，喝点牛奶或吃点饼干。

（7）运动体重减轻应缓慢进行。每周减重 400g 为宜。

（8）运动后消化功能增强，应注意饮食控制。

（9）高血压患者不应做屏气动作；周围血管病患者应走一阵休息一阵，交替进行，避免过度伸展，不负重；视网膜病变患者不举重，不潜水，头不低于腰。

（10）避免在四肢部位注射胰岛素：因四肢运动会加速胰岛素进入血液，加速细胞对血糖的吸收、利用，导致低血糖。

（五）糖尿病的饮食治疗

针对糖尿病患者，营养专家研究出了"三宜三不宜"的健康食谱。

1. 三宜

（1）五谷杂粮：如莜麦面、荞麦面、燕麦片、玉米面等，含大量 B 族维生素、多种微量元素及食物纤维，长期食用可以降低血糖血脂。

（2）豆类和豆制品：含蛋白质、无机盐和维生素，且豆油含不饱和脂肪酸，能降低血清胆固醇及甘油三酯含量。

（3）降低血糖的蔬菜和水果：苦瓜、洋葱、香菇、南瓜、柚子等。

2. 三不宜

（1）不宜吃高糖食品：如糖、蜜饯、水果罐头、汽水、果汁、果酱、冰淇淋、甜糕点等。但可用甜味素或甜叶素等来代替糖。

（2）不宜吃高脂肪、高胆固醇的食物：如动物的脑、肝、心、肺、肾、蛋黄、肥肉、黄油等，这些食物使血脂升高，易诱发动脉粥样硬化。

（3）不宜饮酒：乙醇能使血糖发生波动，空腹大量饮酒时，可发生严重的低血糖。

3. 膳食平衡的目的

（1）减轻胰岛负担，使血糖、血脂达到或接近正常值，并防止或延缓心脑血管病等并发症。

（2）维持人体的健康，让成人能进行正常活动，儿童能正常发育。

（3）维持正常体重。肥胖者减肥，以提高受体对胰岛素的敏感性；消瘦者可以增加体重，提高免疫力。

4. 糖尿病患者宜吃的食物

（1）主食：要粗细搭配，多吃粗粮，如玉米、荞麦等。但老年人因为消化功能减退，不宜多食粗粮。

（2）宜吃高纤维食物：可以促进消化，如玉米、韭菜、豆制品等。

（3）宜吃低糖的蔬菜：如西红柿、青椒、青菜、西葫芦、冬瓜等。

（4）宜吃含钙多的食物：如牛奶、海带、虾皮、排骨等。

（5）宜吃含硒多的食物：硒有与胰岛素相同的调节糖代谢的生理功能，如鱼、香菇、大蒜、芥菜等。

（6）宜吃含 B 族维生素和维生素 C 多的食物：有利于减少糖尿病并发症的发生，可减轻糖尿病视网膜病变和肾病变等，如鱼、奶、白菜、青菜、芥菜、青椒等。

（7）宜吃含微量元素铬多的食物：现已证明铬可以帮助人体更有效地利用胰岛素，因此铬又被称为胰岛素增强剂。洋葱含有丰富的铬，宜多食。

（8）宜吃含镁多的食物：哈佛大学研究证明，摄入镁较多的人患糖尿病的风险降低 30%。豆类食品中含镁比较多。

（9）食用油最好选择橄榄油：橄榄油富含单不饱和脂肪酸，有助于降血糖和血压。另外，橄榄油还含有抗氧化剂，能降低 C 反应蛋白，减少炎症的发生。

（10）野生三文鱼：其中含有丰富的 Ω-3 脂肪酸，可以改善胰岛素敏感性和减少炎症，而且可以降低心脏病猝死风险。

（11）坚果：坚果中的单不饱和脂肪酸有助于逆转胰岛素抵抗。每日吃坚果，可使心脏病患病的风险降低 35%。其中杏仁是首选，因其含有丰富的蛋白质和抗氧化剂。另外，每周吃 5 次花生酱的妇女，罹患 2 型糖尿病和心血管疾病的危险降低 20%。

（12）适当吃肉对糖尿病患者有利：肉食是人体蛋白质的主要来源之一。与植物蛋白相比，动物蛋白更接近人体，更易被人体消化、吸收和利用，而且肉食中含有人体必需的氨基酸、维生素和微量元素。另外，糖尿病饮食中肉食热量较高，吃肉不易饿，有利于主食控制。摄入肉类的注意事项如下。

① 糖尿病患者以每日摄入 100～150g 肉类为宜。以肉丝炒蔬菜为主，少吃炖肉。

②肉的种类选择上，吃"四条腿"（猪、牛、羊）不如吃"两条腿"（鸡、鸭、鹅），吃"两条腿"不如吃"没腿"（鱼）。

③尽量不吃炸鸡、猪脑、火腿、熏肉、午餐肉。尽量少吃扒鸡、清蒸猪肉，也要少吃各种肝、肚、腰、心、肠等内脏食品和猪蹄。

（13）食用油要交替着吃：食用油各具优势，每日食油量约30g（3汤勺），高血脂、肥胖、糖尿病只能吃25g（2汤勺半）。

①橄榄油：含高比例的不饱和脂肪酸——油酸，油酸已被证实可以防治心脑血管疾病，但缺点是必需脂肪酸含量低，维生素E含量也低。橄榄油性质稳定，不易被氧化，具有较好的耐热性，故可以煎、炒、炸和凉拌。

②茶籽油：被誉为"东方橄榄油"，其脂肪酸含量和橄榄油很接近。

③亚麻籽油：其脂肪酸特点是含有大量的Ω-3型多不饱和脂肪酸，在体内可转化为DHA和EPA，对维持成年人血脂健康和儿童大脑及视力发育具有重要作用。但性质不稳定，易氧化，只宜凉拌食物，不宜用于煎炸。

④玉米油：又称玉米胚芽油。富含维生素E、维生素A、植物甾醇、卵磷脂等营养物质。但耐热性稍差，适于凉拌，不宜油炸。含有86%的不饱和脂肪酸，其中亚油酸占55%，油酸占30%，可防冠状动脉粥样硬化性心脏病，在欧美誉为健康油、长寿油。

⑤豆油（色拉油）：含有丰富的亚油酸等不饱和脂肪酸、维生素E、维生素D和丰富的卵磷脂，具有降低血脂和胆固醇的作用，人体的吸收率为98%。但不耐热，加热时会产生很多泡沫。

⑥花生油：80%以上是不饱和脂肪酸，其中油酸含量为

41.2%，亚油酸含量为 37.6%，常吃可以保护血管，防止血栓形成，有助于防止动脉硬化。其耐高温能力最强，适合煎、炒、炸等。

⑦ 葵花籽油：其中亚油酸含量达 66%，高于菜籽油和大豆油，对降血脂、降胆固醇有明显效果。

另外，加热食用油时油温不宜过高，否则易破坏油酸，而且易产生反式脂肪酸，一般油温 90～100℃ 为宜。另外，食用油也不能存放时间过长，否则容易腐败变质。应少吃动物油，尽量不用油炸、油煎，多用煮、炖、汆、蒸、拌、卤等少油烹调方法。

（14）糖尿病患者适宜食用的水果

① 糖尿病患者应吃水果：因为水果中含大量的维生素、纤维素和矿物质，对糖尿病患者有益。但水果中的糖量多寡不一，所以要有选择地食用，且控制食用量。

② 什么情况下能食用：只有在病情控制稳定后，才能食用水果。空腹血糖 7.8mmol/L 以下，餐后 2h 血糖在 10mmol/L 以下，糖化血红蛋白在 7.5% 以下，可以选用一些水果吃。血糖高、病情不稳定的患者，只能食用含糖量在 5% 以下的水果，如草莓、西红柿和黄瓜等。

③ 吃水果的量：血糖稳定的患者，每日可以食用 150g 左右含量低的水果，如果食用 200～250g，就应当从主食中减去 25g（半两）。

各种不同水果中糖和淀粉的含量有所不同。

每 100g 水果中含糖量达 10g 的种类：包括黄瓜、西瓜、橙子、柚子、桃、李子、杏、枇杷、菠萝、草莓、樱桃等，糖尿病患者可以食用。

每 100g 水果中含糖量达 11～20g 的种类：包括香蕉、石榴、甜瓜、橘子、苹果、梨、荔枝、芒果等，这类水果应尽量少食用一些。

每 100g 水果中含糖量达 70g 的种类：包括葡萄、红果、哈密瓜等，糖尿病患者不宜食用。对于果脯、柿饼、蜜枣、桂圆、杏干、大枣等也都不应该食用。

（15）糖尿病患者最适宜食用的蔬菜：主要以绿色的菜为主，绿色蔬菜富含维生素 C、叶绿素和膳食纤维。红色、黄色蔬菜中含叶黄素、β 胡萝卜素，所以各种蔬菜都应当食用。下面介绍几种降糖的蔬菜。

① 苦瓜：含有苦瓜苷和类似胰岛素的物质，有良好的降糖作用，是糖尿病患者的理想食物，还可以抗癌防癌。

② 南瓜：俗称倭瓜。南瓜中含有丰富的果胶和微量元素钴。果胶可延缓肠道对糖和脂肪的吸收，钴是胰岛细胞合成胰岛素所必需的微量元素。南瓜还含有丰富的膳食纤维、多种维生素和矿物质，但糖分含量较高，为 3%～15%。而且南瓜的血糖生成指数（GI）较高，达 75，属于高血糖指数食物，高指数食物进入人体后易被肠胃消化、吸收率高，葡萄糖释放快而进入血液后促进血糖迅速升高。所以，糖尿病患者每日食用 200g 以下为宜。

③ 常见蔬菜的血糖指数：糖尿病患者应当选择血糖生成指数低的蔬菜，如黄瓜、青菜、油菜、菜花、青椒、番茄、绿豆芽、茄子、空心菜、西葫芦、海带、紫菜、冬瓜、丝瓜、木耳、银耳、魔芋、笋、菠菜、芹菜、大蒜。而豆类因含有直链淀粉和膳食纤维，血糖生成指数低，如赤豆、绿豆、豌豆、蚕豆、大豆、黑豆、白扁豆等。

根茎类蔬菜一般淀粉含量高，故血糖生成指数较高。如山芋、土豆、芋头，建议少食用。

另外，我们在蔬菜的烹饪中，也应当注意少油、少糖和少盐。为了不破坏蔬菜中的营养成分，我们多采用蒸、拌、汆、煮等方法处理。对根茎类（如土豆、红薯等）可用蒸、煮的方法。对于吸油的菜（如茄子），可先上锅煎熟，再烹饪。一些糖尿病患者很想吃甜食，可以用糖的代用品，如糖精、木糖醇、阿斯巴甜等，这些物质不含热量，不会升高血糖，但也不能多吃，因无糖食品中也含有淀粉、油和热量，也可以升高血糖。很多患者想吃含果糖的水果，则可以用"糖食换水果"的方法进食少量水果。果糖吸收比葡萄糖慢，升血糖的作用也缓慢。

如果我们少吃25g主食（生米25g或米饭60～70g）就可以进食一定量的水果：鲜枣75g、香蕉100g、山里红100g、柿子125g、鲜荔枝125g、苹果150g、猕猴桃150g、桃175g、鸭梨200g、菠萝200g、柑橘200g、葡萄200g、樱桃200g、杏250g、哈密瓜250g、草莓300g、西瓜350g。

但是糖尿病患者应当限制红白糖、蜂蜜、果酱、各种甜点、巧克力、含糖饮料及甜果汁的摄入。特别是碳酸饮料不宜多喝，冰淇淋不宜多吃。

正常人每日白糖摄入量应当控制在30～40g，食用过多除了易患糖尿病以外，还可以造成肥胖、龋齿，甚至有患癌症的风险。

5. 糖尿病患者的饮食误区

（1）饥饿疗法：有的糖尿病患者认为糖尿病是吃出来的，所以三餐越吃越少。有的患者一顿饭不足50g，结果由于吃得太少，出现心慌、出冷汗等低血糖表现，严重者甚至出现昏迷。糖尿病患者的合理饮食是必需的，可以控制体重，减轻胰岛B细胞的负担。少数患者控制饮食使血糖维持正常，但如果患者进食太少，每日低于150g，不但易出现低血糖及饥饿性酮症，还会出现低血糖后反跳性高血糖，导致血糖大幅度波动，反而不利于血糖控制。而且，由于热量摄入不足，容易引起自身的脂肪和蛋白质分解，导致身体消瘦、营养不良、免疫力下降。

糖尿病患者应该控制每顿主食不超过 100g，但不低于 50g，应少量多餐。

（2）副食不限：有的糖尿病患者认为主食尽量少吃，但鸡、鸭、鱼、蛋摄入量可以增加。肚子饿了可用坚果等零食来充饥。

糖尿病患者的饮食疗法主要是控制总热量的摄入，才能保证血糖的控制。1g 主食（糖类）产生 4kcal 热量，1g 蛋白质也产生 4kcal 热量。1g 脂肪要产生 9kcal 热量。如副食吃多了，可以通过糖的异生作用转变成葡萄糖，使血糖上升，而且高热量食物还可能导致肥胖、血脂升高和动脉硬化而引起心脑血管疾病。

坚果属于高脂肪、高热量食物，100g 坚果（花生、瓜子、核桃、杏仁等）所含热量相当于 200g 主食，30 粒花生米（12g 左右）相当于 10g（一汤匙）植物油或 25g 面粉或大米，所以坚果可吃但不能多吃。

（3）多吃点没关系，加大药量即可：这也是严重的错误，暴饮暴食会增加胰岛 B 细胞的负担，加速胰岛功能的衰竭，使口服降糖药的疗效下降甚至完全失效。另外，药物用量过大，对肝、肾功能的不良反应更大。

（4）水果含糖多，绝对不能吃：水果中含有丰富的维生素、矿物质和膳食纤维，对糖尿病是有利的。水果主要含有果糖，只有少量葡萄糖和蔗糖，而果糖在代谢时不需要胰岛素参加，所以糖尿病患者血糖得到良好控制后可少量进食一点水果。西瓜含糖最低，只有 4%。甘蔗、枣和山楂含糖较高，可达 20%。故可以进食一些含糖量较低的水果（西瓜、草莓、樱桃等），最好在睡前或两餐之间吃，并可将水果的热量计算在总热量之内。

（5）喝稀的比吃干的省粮食，可降血糖：喝稀饭很容易被肠道吸收，胃排空时间短，所以血糖上升较快。

（6）无糖食品可以多吃：有些人认为市场上销售的"无糖食品"不含蔗糖，只加甜味剂，只有甜度，但无热量。但是无糖食品也是淀粉制作的，多吃同样可以引起血糖升高。

（7）只吃粗粮不吃细粮：粗粮中含膳食纤维较多，可以延缓肠道对葡萄糖的吸收。但一些老年人不适合过多地食用粗粮。老年人胃肠功能减退，只吃粗粮会增加胃肠道的负担，故应当粗细粮搭配。

（8）过度限水：正常人每日饮水量应当是 1500～2000ml。糖尿病患者多饮、多尿，如果不能及时补充水分，则会造成电解质紊乱，血液黏稠度增高，加重糖尿病病情。

除此以外，还有的患者进餐不定时、生活不规律，有时不吃早餐、经常在餐馆吃饭，均会造成血糖上升。

十、糖尿病的毫米波治疗

糖尿病是全身性内分泌代谢疾病，而糖尿病足、糖尿病神经病变等疾病都属于糖尿病并发症。

毫米波治疗可以起到的治疗作用包括以下方面。

（一）改善血液流变学和微循环

毫米波治疗可以对糖尿病患者血液流变学和微循环有明显的改善作用。治疗后，毛细血管扩张、流速加快、红细胞聚集性减轻、全血黏度明显改善、变形能力增强，有利于微循环和血液流变学恢复正常，改善组织细胞的灌流。

（二）改善胰岛细胞功能，增加胰岛素的敏感性

早期可刺激胰岛素分泌，远期能改善胰岛素抵抗，促进胰岛素的利用。

[研究1]曾祥元等报道，检测78例糖尿病患者接受毫米波照射前后的甲襞微循环和血液流变学指标，结果证明毫米波可改善糖尿病患者的微循环和血液流变学。治疗方法为使用波长4.19mm、5.16mm和7.11mm，输出功率为60～80mW的毫米波分别照射胸骨、右上肢的合谷穴和下肢的足三里穴、照射头贴近皮肤，每日1次，每次20～25min，10次为1个疗程，全部病例常规用降糖药。

治疗结果：毫米波照射糖尿病患者后，血液流变学有明显改变（表2-1和表2-2）。

表2-1　毫米波照射对糖尿病患者血液流变学的影响

| | 全血黏度（mPa·s） | | | | 血浆黏度 | 血细胞比容 | 红细胞沉降率 |
	低切	中切L	中切H	高切			
照射前	15.57±3.17	11.35±2.75	8.82±2.13	6.41±1.38	2.86±0.74	43.13±7.26	43.15±6.03
照射后	10.23±2.31	6.08±2.17	5.51±1.65	4.06±1.07	1.69±0.38	41.62±6.87	27.36±4.75
P	<0.01	<0.02	<0.05	<0.05	<0.05	>0.05	<0.01

表2-2　毫米波照射对糖尿病患者微循环的影响

| | 管襻数（条/毫米） | 管襻长度（mm） | 管径 | | 流速（s） | 液态 |
			动脉臂	静脉臂		
照射前	7.14±0.26	0.21±0.02	7.58±0.23	11.27±0.35	0.26±0.02	缓慢
照射后	9.26±0.33	0.22±0.1	9.16±0.21	13.31±0.31	0.38±0.03	线粒
P	<0.05	>0.05	<0.05	<0.05	<0.05	

毫米波治疗后，开放的毛细血管数增加，红细胞聚集现象减少，血流速度加快，流态正常，管径无痉挛，异常管襻数减少。

在正常情况下，红细胞表面带负电荷，因负电荷相互排斥，红细胞相互之间不易聚集。患糖尿病时，红细胞膜的骨架蛋白结构受影响，红细胞的变形能力下降，患者血沉增快。另外，由于糖尿病患者胰岛素缺乏和高血糖状态引起脂蛋白的代谢障碍，高分子量蛋白质增多，从而可使血浆黏度增高。本组糖尿病患者在毫米波治疗前，甲襞微循异常管襻增多，流速减慢，可见聚集的红细胞堵塞毛细血管，而毫米波的30～300GHz电磁波的电振荡波长正好可以产生谐振作用，进而将能量导入体内，从而产生一系列生物效应，临床已证明它可以治疗多种疾病。

[研究2] 王普艳等报道了毫米波脉冲照射穴位对2型糖尿病患者胰岛功能的影响。作者选取122例2型糖尿病患者，分为治疗组和对照组，在原来降糖的基础上，治疗组进行毫米波脉冲照射穴位治疗，治疗14次后分别比较28天、3个月、6个月和1年后对照组和治疗组的空腹血糖、胰岛素及C肽，结果治疗组餐后胰岛素及C肽较对照组明显降低（$P < 0.05$，$P < 0.01$），空腹胰岛素及C肽与对照组无显著差异（$P > 0.05$）。结果证明，毫米波脉冲照射穴位可以改善胰岛功能，并能增加胰岛素作用的敏感性。其早期和远期的作用不同，早期可能刺激胰岛素分泌，远期可能改善胰岛素抵抗，促进胰岛素利用。

作者选择的穴位有肺俞、廉泉、合谷、鱼际、神门、三阴交、照海、内庭、中府、命门，强度以照射区域中度发热、轻微刺痛为宜，每个穴位照射4min，隔日1次，14次为1个疗程。

而对照组则进行常规血糖控制，其饮食、运动、血糖监测、用药等方面不变。

治疗组患者经治疗后，39 例口服降糖药物患者中有 12 例药物减量，占 30.7%，23 例注射胰岛素患者中有 14 例胰岛素用量减少，占 60.8%。

（三）中医穴位治疗

中医学认为，糖尿病由脏腑不和、经络虚竭导致，故所选的穴位均以调节脏腑功能为主，以使津液运行通畅。

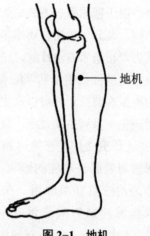

图 2-1　地机

1. 治疗糖尿病主症部位　照射胰腺体表投影区、地机穴、肾俞穴和三阴交穴。每日 1～2 次，每部位 30min，不分疗程。

地机穴：小腿内侧，在内踝尖与阴陵泉穴的连线上，阴陵泉穴下 3 寸（四横指）（图 2-1）。

肾俞穴：在第 2 腰椎和第 3 腰椎棘突之间，旁开 1.5 寸（两横指）。大约在腰的高度，位于肋弓下缘水平线与脊柱交界处，距离脊柱两横指，左右各一穴（图 2-2）。

三阴交穴：小腿内侧，足踝尖上 3 寸（四横指），胫骨内侧后缘（图 2-3）。

2. 糖尿病足　照射病灶区，配合胰腺体表投影区、地机穴。每日 1～2 次，每部位 30min，不分疗程，治愈为止。

3. 糖尿病皮肤溃疡　照射病灶区，配合胰腺体表投影区、地机穴。每日 1～2 次，每部位 30min，不分疗程，治愈为止。

4. 糖尿病神经病变、血管病变　照射疼痛部位，配合胰腺

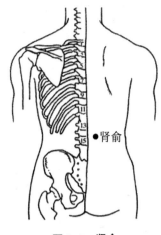

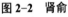

图 2-2 肾俞

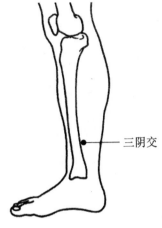

图 2-3 三阴交

体表投影区、地机穴、内庭穴。每日 1～2 次，每部位 30min，不分疗程，治愈为止。

内庭穴：在足背第二趾与第三趾之间，趾蹼缘后方赤白肉际处（图 2-4）。

5. 糖尿病肾病 照射肾俞，配合胰腺体表投影区、地机。每日 1～2 次，每部位 30min，不分疗程，治愈为止。

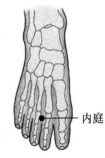

图 2-4 内庭

6. 糖尿病视网膜病变 照射胰腺体表投影区、地机穴、肝俞穴、配合光明穴。每日 1～2 次，每部位 30min，不分疗程，治愈为止。

肝俞穴：最后一根肋骨与脊椎骨交结处向上数，第 3 个脊突上方的凹陷处，向两旁两横指，左右各一穴（图 2-5）。

光明穴：在小腿外侧，踝中至外踝尖下 1/3 处，腓骨前缘（图 2-6）。

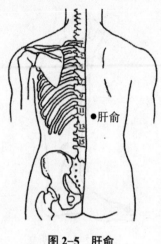

图 2-5　肝俞

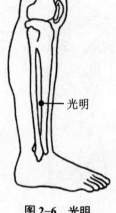

图 2-6　光明

7. 糖尿病多饮烦渴　照射意舍穴、肺俞穴、承浆穴，配合胰腺体表投影区、地机穴。每日 1～2 次，每部位 30min，不分疗程，治愈为止。

意舍穴：在背部，当第 11 胸椎棘突下，旁开 3 寸（四横指）（图 2-7）。

承浆穴：在面部，当颏唇沟的正中凹陷处（图 2-8）。

肺俞：在第三胸椎和第四胸椎棘突之间，旁开 1.5 寸（两横指）。低头时项部最高隆起处起，向下数第三个突起下旁两横指，左右各有一穴（图 2-9）。

8. 多食易饥　照射丰隆穴、地机穴，配合胰腺体表投影区。每日 1～2 次，每部位 30min，不分疗程，治愈为止。

丰隆穴：外膝眼与外踝前缘平外踝尖出连线中点，距胫骨二横指（图 2-10）。

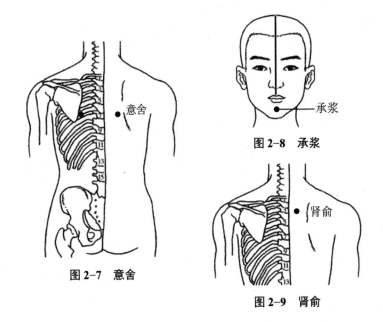

图 2-7 意舍

图 2-8 承浆

图 2-9 肾俞

9. 神倦乏力、少气懒言、腹泻 照射地机穴、配合胰腺体表投影区。胃俞穴、阴陵泉穴、三阴交穴。每日 1～2 次，每部位 30min，不分疗程，治愈为止。

胃俞穴：在第 12 胸椎和第 1 腰椎棘突之间，旁开 1.5 寸（两横指）。先找到脾俞穴，向下移 1 个脊椎高度，向两旁两横指，左右各一穴（图 2-11）。

阴陵泉：膝关节胫骨内侧踝下缘凹陷处，内膝眼下 2 寸（两拇指横指）。膝盖骨的下方有两个叫凹陷，靠内侧的为内膝眼，在此穴下三横指处（图 2-12）。

10. 双下肢乏力、抽筋、寒冷、疼痛 照射配合胰腺体表投影区、阳陵泉穴、地机穴。每日 1～2 次，每部位 30min，不分疗程，治愈为止。

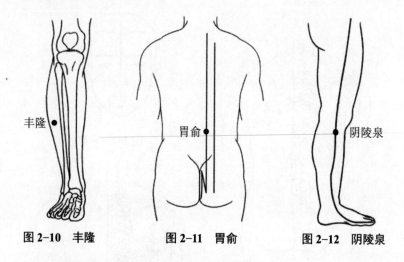

图 2-10　丰隆　　　　图 2-11　胃俞　　　　图 2-12　阴陵泉

阳陵泉穴：小腿外侧，腓骨小头前下方凹陷处。将大拇指指腹置于小腿外侧，向上推移时可在膝盖下方发现一个骨突，以此为准往下一横指，有个凹陷处（图 2-13）。

11. 皮肤瘙痒　照射血海穴、足三里穴、三阴交穴及患病部位。每日 1～2 次，每部位 30min，不分疗程，治愈为止。

血海穴：屈膝，大腿内侧，位于髌骨内侧端上 2 寸（两拇指横指），当股四头肌内侧头的隆起处。伸直大腿时，膝盖内侧会出现一个凹陷，该处往大腿方向三横指处即为血海穴（图 2-14）。

足三里穴：小腿前外侧面的上部距胫骨前缘 1 寸（一拇指横指）。将膝关节弯曲成直角，外侧膝盖骨下方有个凹陷，即外膝眼，再往下四横指，即为足三里穴。穴位寻找正确，脚尖会有所感觉（图 2-15）。

三阴交穴：小腿内侧，足踝尖上 3 寸（四横指），胫骨内侧后缘。

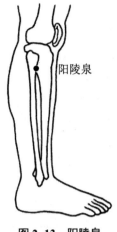

图 2-13　阳陵泉

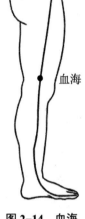

图 2-14　血海

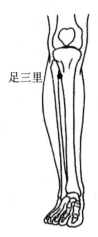

图 2-15　足三里

（四）糖尿病神经病变的治疗

糖尿病引起神经系统的病变，是糖尿病三大并发症之一，其中以周围神经中的感觉神经病变为多见。其临床表现为疼痛和感觉异常，下肢比上肢更为明显，感觉异常，有麻木、蚁走感、虫爬感、发热、触电感，常呈手套、袜套样感觉，严重者常形成长期不愈合的溃疡、溃烂坏死。

用毫米波治疗糖尿病，大多数的报道均为治疗糖尿病的周围神经病变和难愈溃疡。现分别介绍如下。

［研究3］同济大学附属同济医院张秀珍等报道，用毫米脉冲波治疗 2 型糖尿病并发糖尿病周围神经病变（DPN）共 68 例患者，给予舒血宁（银杏叶提取物）和甲钴胺，联合用毫米波脉冲治疗，而对照组则单用舒血宁和甲钴胺治疗，连续应用 2 周。对每一位患者检测空腹血糖（FPG）、糖化血红蛋白（HbA1c）、血清内皮素（ET）和超敏 C 反应蛋白（hs-CRP），并用肌电图仪测定运动神经传导速度（MCV）和感觉神经传导

速度（SCV）。

　　毫米波治疗时，使用毫米波探头照射合谷穴，同时使用有效电极板以超低频电脉冲刺激另八个有效穴位（即肺俞、胰俞、脾俞、中脘、关元、鱼际、太溪、涌泉穴），极内装有中药垫，其主要成分为"百曲菜"，输出强度由患者耐受性而定，逐渐增强，强度以不感觉刺痛为准，每日1次，每次30min，15天为1个疗程。

　　治疗后，治疗组的有效率为88.24%。而对照组有效率为64.71%（$P < 0.05$）（表2-3至表2-5）。

表2-3　两组治疗后疗效比较

组别	总例数	显效例数	有效例数	无效例数	总有效率(%)
对照组	34	10	12	12	64.71
治疗组	34	14	16	4	88.24*

*. 与对照组比较 $P < 0.05$

表2-4　两组治疗前后神经传导速度比较（m/s）

组别		运动神经			感觉神经	
		正中神经	胫神经	腓总神经	正中神经	腓线神经
对照组	治疗前	38.72±5.06	36.79±7.36	35.91±6.04	32.17±6.68	28.8±8.30
	治疗后	40.87±4.38(2)	37.08±7.08(1)	36.65±6.03	33.82±6.93(1)	30.02±7.29(1)
治疗组	治疗前	37.93±7.21	37.02±6.89	33.72±5.76	30.10±8.31	30.10±8.31
	治疗后	42.89±6.73(2)(3)	39.82±3.72(1)(3)	39.03±5.31(2)(3)	36.28±6.11(2)(3)	34.03±6.66(1)(3)

与治疗前比较，(1) $P < 0.05$，(2) $P < 0.01$；与对照组比较，(3) $P < 0.05$

从以上表可以看出两组经治疗后，糖尿病周围神经病变患者的传导速度均有改善，但治疗组更优于对照组。

表 2-5　两组治疗前后血清 ET 和 CRP 水平的比较

组别		ET（pg/ml）	CRP（mg/L）
对照组	治疗前	48.83±10.36	4.09±2.64
	治疗后	43.72±9.35	3.01±2.11[(1)]
治疗组	治疗前	49.11±12.20	3.89±2.03
	治疗后	36.25±8.01[(2)(4)]	1.99±1.02[(2)(3)]

与治疗前比较，[(1)] $P < 0.05$，[(2)] $P < 0.01$；与对照组比较，[(3)] $P < 0.05$，[(4)] $P < 0.01$。ET. 血管内皮素；CRP. C 反应蛋白

糖尿病患者血浆中的 ET，由于高血糖造成红细胞膜和毛细血管基底膜蛋白糖化，红细胞携氧能力下降，毛细血管损伤，引起血管 ET 升高，高水平的 ET 可引起神经血流减少，因为它可以引起强烈的血管收缩，最后导致神经缺血而使神经传导部分阻滞，而毫米波治疗可以使 ET 明显下降。

最近发现 C 反应蛋白（CRP）与糖尿病的血管神经病变密切相关，也和炎症因子有关，而毫米波治疗后 CRP 降低，对糖尿病引起的周围神经病变有明显疗效（表 2-5）。

两组糖尿病周围神经病变治疗后均比治疗前降低，而治疗组降低幅度大于对照组。

[研究 4] 云南省曲靖市第一人民医院陈君秋，选取 100 例 2 型糖尿病患者，用毫米波治疗其中 50 例。对照组 50 例，这两组患者均存在不同程度的肢体麻木、刺痛、感觉迟钝、感觉异常等症状，除接受饮食、运动、口服药物和皮下注射胰岛素等有效控制血糖的治疗外，治疗组加用毫米波治疗仪。

两组均静脉滴注甲钴胺和川芎嗪，以活血化瘀、改善微循

环、营养神经。

治疗组的毫米波治疗选用的穴位是肺俞、胰俞、脾俞、中脘、关元、鱼际、太溪、右足三里、左涌泉。毫米波探头放在左合谷穴上，治疗脉冲频率 1Hz，照射频率为 36GHz，每穴4min，共计 32min，10～15 天为 1 个疗程（表 2-6）。

表 2-6　治疗结果

组别	总例数	显效例数	有效例数	无效例数	总有效率（%）
治疗组	50	16	30	4	92*
对照组	50	12	23	15	70

* 与对照组比较，$P < 0.05$

这是用我国中医经络学原理结合现代电子毫米波治疗技术，通过毫米波脉冲频率照射并辅以特定频率的电脉冲刺激人体穴位所达到的治疗效果。

[研究 5] 钟建庭也用毫米波治疗糖尿病周围神经病变，76 例患者，治疗的总有效率为 89.7%，麻木症状的有效率为 93.4%，缓解疼痛有效率为 86.5%，治疗感觉异常的有效率为 89.2%，对运动神经传导速度（MCV）改善的有效率为53.85%，感觉神经传导速度（NCV）的改善有效率为 61.9%（表2-7 和表 2-8）。

表 2-7　治疗结果比较

分组	总有效率（%）		
	麻木	疼痛	感觉异常
对照组（n=76）	84.1	69.9	60.5
治疗组（n=76）	93.4	86.5	89.2
P	$P < 0.05$	$P > 0.05$	$P < 0.05$

表 2-8　治疗前后神经传导速度的变化（$\bar{x} \pm S$, m/s）

神经类型	治疗前		治疗后	
	速度减慢	有效	无效	有效率（%）
MCV	26（44.6±1.0）	14（61.9±1.8）	12（45.6±1.3）	53.85
NCV	21（38.3±1.8）	13（58.1±2.3）	13（37.6±1.3）	61.90

　　患者 1 个疗程后症状明显减轻，3 个疗程显效。病程越短，有效率越高，显效疗程越短。

　　这种治疗操作方法简单，治疗时无痛苦，经济实用，疗效显著，患者均能承受，且无任何不良反应。

　　[**研究 6**] 浙江省桐乡市中医院徐青用毫米波治疗 30 例糖尿病周围神经病变，也取得满意结果（表 2-9）。

表 2-9　治疗结果比较

组别	总例数	显效例数	有效例数	无效例数	总有效率（%）
治疗组	30	14	13	3	90[*]
对照组	27	8	9	10	63

　　* 与对照组比较，$P < 0.05$

　　[**研究 7**] 江苏省苏北人民医院王莉用毫米波治疗 20 例糖尿病周围神经病患者，取得了良好的效果（表 2-10）。

表 2-10　治疗后临床症状的变化（%）

	双下肢酸痛	乏力倦怠	失眠多梦	四肢麻木	双下肢疼痛
治疗组	8（87.5%）	9（77.78%）	16（81.25%）	19（89.47%）	15（93.3%）
对照组	8（25%）	10（50%）	17（29.41%）	17（47.06%）	16（50%）

　　2 组相比，$P < 0.05$

[研究8] 赣州市人民医院廖松治疗60例糖尿病周围神经病患者，其中30例加用毫米波治疗，其结果见表2-11。

表2-11 联合治疗组与对照组治疗疗效对比

疗效	联合组（n=30）	对照组（n=30）
显效	22（73.3%）	18（60%）
有效	7（23.3%）	7（23.3%）
进步	6（3.3%）	5（16.7%）
总有效率（%）	96.7%	83.3%

[研究9] 学者薛菊萍探讨基米波治疗糖尿病并发末梢循环引起的手足溃烂的有效性，治疗时测量疼痛级数、肿胀度级数、麻木度级数、红斑面积及皮肤温度差值等数据（表2-12）。治疗后有效率可达95.9%（$P < 0.05$），平均治愈天数为（15±5.21）天，不良反应率为0%，表明这种治疗是安全的。研究证明，治疗时加入黄柏、地榆、栀子等油剂，具有活血、化瘀、消肿、止痛作用，它们可以使创面湿润，在皮肤表面形成保护膜，更有利于药物的渗透。

表2-12 治疗3天、5天、8天、15天后观察指标的比较（$\bar{x} \pm s$）

时间性	疼痛情况（分）	肿胀情况（分）	麻木情况（分）	红斑面积（cm）	皮温差值（℃）
治疗前	1.06±0.69	1.01±0.48	0.30±0.49	7.64±8.44	0.49±0.42
治疗3天	0.59±0.55	0.23±0.45[b]	0.09±0.28[a]	3.78±6.52[a]	0.32±0.31[b]
治疗5天	0.13±0.33	0.03±0.17[a]	0.01±0.12	0.98±2.22[a]	0.18±0.28[a]
治疗8天	0.00±0.00	0.00±0.00[a]	0.00±0.00[a]	0.14±0.76[a]	0.04±0.11[a]
治疗15天	0.00±0.00	0.00±0.00[a]	0.00±0.00[a]	0.00±0.00[a]	0.02±0.07[a]

与治疗前比较，[a]$P < 0.01$，[b]$P < 0.05$

第3章 毫米波在胃及十二指肠溃疡治疗中的应用

一、什么是胃及十二指肠溃疡

胃及十二指肠溃疡统称消化性溃疡，主要是由于胃和十二指肠局部黏膜的保护功能减退，不能抵抗酸性胃液的消化作用而引起的疾病，其临床特征为慢性、周期性和节律性的上腹痛，部分患者可发生幽门梗阻、急性穿孔和大出血。

它的局部表现是位于胃或十二指肠壁的局限性圆形或椭圆形的缺损。患者有周期性的上腹部疼痛、反酸、嗳气等症状，该病易反复发作。十二指肠溃疡约占70%、胃溃疡约占25%，两者并存的复合性溃疡约占5%。

胃及十二指肠溃疡底部的血管常被侵蚀而破裂，形成出血。其中20%～30%会有不同程度的出血，可表现为贫血，这时检查可发现大便潜血阳性，如出血量稍多（50～80ml）则出现柏油样大便；如大量出血，则会出现呕血、便血、血压下降，甚至出现失血性休克。

二、胃溃疡和十二指肠溃疡的区别

很多人将胃溃疡和十二指肠溃疡混淆，造成误诊，现将几个重要特点介绍如下。

1. 疼痛时间不同。十二指肠在饥饿时、空腹时疼痛，夜间疼痛更为明显，而胃溃疡通常在进食后疼痛。

2. 疼痛部位不同。十二指肠溃疡在脐上偏右处有压痛，而胃溃疡则是在上腹正中或偏左位置有压痛。

3. 疼痛性质不同。十二指肠疼痛不严重，儿童十二指肠溃疡表现以呕吐为主，老年人则因胃酸分泌少，对黏膜刺激小，因而疼痛轻。胃溃疡则多表现为钝痛、灼痛。

三、消化性溃疡的病因

多年来科学界一直认为无酸即无溃疡，一直到 1986 年澳大利亚科学家 Warren 和 Marshall 从胃黏膜中分离出幽门螺杆菌后，人们的观念才变为没有幽门螺杆菌则无溃疡，并且溃疡是幽门螺杆菌感染的结果。但是，治疗后溃疡即使愈合，黏膜下血管结构和腺体仍然处于紊乱状态，结缔组织仍然处于过度增生状态，这些病变都会影响细胞的氧合作用、营养供应和黏膜的防御功能，是溃疡复发的基础。临床上也发现溃疡愈合后常在原来部位复发，所以溃疡的愈合质量非常重要。于是在 1990年，Tamawski 提出溃疡愈合质量的概念，认为评价溃疡愈合质量不仅要评估黏膜上皮的修复，还要评估黏膜下组织结构的修复和重建情况，所以强化黏膜防御是治疗溃疡的新途径。例如，前列腺素已被认为是细胞保护的主要因子，针剂和甘珀酸也可以增强黏膜的防御能力。

近年来的实验与临床研究表明，胃酸分泌过多、幽门螺杆菌感染和胃黏膜保护作用减弱等是引起消化溃疡的主要因素，胃排空延缓、胆汁反流、胃肠肽（胃肠激素）的作用、遗传因素、药物因素、环境因素和精神因素等，都与消化性溃疡的发生有关。

（一）胃酸和胃蛋白酶

胃酸是胃壁细胞分泌的盐酸，胃蛋白酶是胃主细胞分泌的无活性的胃蛋白酶原被激活后形成的活性蛋白酶。胃蛋白酶的作用与酸密切相关，其生物活性取决于胃液酸碱度水平。消化性溃疡的发生与胃酸腐蚀和胃蛋白酶的自身消化有关，酸的分泌是必备的先决条件。胃蛋白酶对胃黏膜有损伤作用，酸加蛋白酶比单纯胃酸更容易形成溃疡，说明胃蛋白酶在溃疡发生中起到重要作用。

（二）幽门螺杆菌的感染

科学界已经证明幽门螺杆菌感染与消化性溃疡有明显关联，在胃溃疡患者中检出率＞70%，十二指肠溃疡患者中检出率为90%～95%。根除幽门螺杆菌可以降低溃疡的复发率，还可以缩短溃疡的愈合时间。另外，幽门螺杆菌感染可促进胃泌素的分泌，抑制生长抑素的释放，导致胃酸调节紊乱、胃酸分泌异常而诱导消化性溃疡的发生。

幽门螺杆菌引起消化性溃疡存在三种假说。

1. "漏屋顶学说"   认为发炎的胃黏膜即为漏雨的屋顶，如炎症消退则溃疡不易复发，所以只有消炎并"修复屋顶"，才能治愈溃疡。

2. "胃泌素相关学说"   幽门螺杆菌产生的氨可使胃窦酸

碱度改变，使胃窦部胃泌素分泌增加。胃泌素分泌增加在十二指肠溃疡中起重要作用。

3."胃上皮化生学说" 幽门螺杆菌可定植于十二指肠内的胃化生上皮并引起黏膜损伤，导致十二指肠溃疡。

（三）非甾体抗炎药

非甾体抗炎药可以破坏胃黏膜屏障，引起胃的炎症、溃疡甚至穿孔，其主要机制包括以下几方面：①对胃黏膜的直接刺激和损害；②抑制内源性前列腺素的合成；③降低胃、十二指肠黏膜的血流量；④降低胃黏膜的屏障功能；⑤在多个环节上协同幽门螺杆菌产生损害作用。

这种药物具有抗风湿、止痛、退热抗凝血等功能，全世界大约有 3000 万人在使用，它不仅用于类风湿关节炎和骨性关节炎等，还用于结肠癌和阿尔茨海默病的预防。这类药有百余种之多，如阿司匹林、吲哚美辛、扶他林、布洛芬，还有吡罗昔康等。

（四）精神因素

精神刺激和恐惧、焦虑兴奋、精神紧张等均与溃疡的发生有明显关联，均会引起胃酸分泌增加，胃十二指肠黏膜抵抗力下降，从而导致消化性溃疡。

（五）环境与遗传因素的影响

个人生活不规律和吸烟等都有可能诱发消化性溃疡。饮料可刺激胃液分泌。不规律生活可破坏胃的分泌规律。吸烟可使血红蛋白的携氧能力下降，造成胃十二指黏膜的缺血缺氧。

（六）胃及十二指肠运动失常

胃及十二指肠运动失常有以下主要表现：①餐后近端胃适应性舒张障碍；②胃窦蠕动降低或紊乱；③十二指肠异常收缩，胃产及十二指肠逆蠕动；④胃电节律活动紊乱；⑤幽门痉挛或持续松弛。

其结果为，胃对液体、固体排空迟缓，十二指肠胃反流（在胃镜下可直接观察到胆汁反流）。

四、消化性溃疡的临床表现

1. 疼痛

（1）反复发作：愈合又复发，病程可达6～7年，甚至十几年。中上腹疼痛发作可持续几天或几周，以后较长时间内可以缓解，继而又发作，以春、秋季节发作为主。

（2）疼痛与饮食有明显的关系：十二肠溃疡主要在两餐之间和夜晚发作，而胃溃疡疼痛则不规则，常在餐后1h发作，直到下一餐进食后又发作。

（3）疼痛部位不同：十二指肠疼痛部位在中上腹部，脐上部或脐上偏右，而胃溃疡疼痛部位则在中上腹部，剑突下或剑突下偏左处。

（4）疼痛的性质：一般为钝痛、灼痛或饥饿痛，一般轻而能耐受，如出现持续性剧痛，则可能有溃疡穿孔。

（5）疼痛影响很多：如情绪、过度疲劳、气候变化等因素均可以诱发，而休息、进食或服用抗酸药等也可以使症状缓解。

2. 其他　反酸、嗳气、恶心、呕吐等症状也常出现。

五、消化性溃疡的诊断

除以上临床症状和疼痛部位以外，消化性溃疡确诊时需要X线钡餐造影检查是否有龛影。龛影呈圆形或椭圆形、边缘整齐常说明可能存在消化性溃疡。进一步做胃镜检查，可以在镜下直接看到圆形或椭圆形的溃疡，表面有灰白色苔膜的覆盖，周围黏膜充血、水肿，稍隆起。另外，也需要检查幽门螺杆菌，有些时候必须通过治疗根除，因为它与溃疡的形成有明显关系。

六、消化性溃疡的预防

1. 生活上一定要注意　情绪要乐观，避免过累，饮食尽量规律，避免暴饮暴食，不要吃太凉的食物。天气变化时，要注意保暖。还要戒烟限酒，避免喝咖啡、浓茶，摄入过酸、过辣等损伤胃黏膜的食物。

2. 用药要注意　尽量少吃或不吃阿司匹林和吲哚美辛、扶他林等药物，激素类药物也尽量不要使用。

七、消化性溃疡的药物治疗

主要有三大类。

1. 抗酸药　如奥美拉唑、雷尼替丁、复方氢氧化铝等。

2. 抗幽门螺杆菌药　常用三联疗法，即奥美拉唑 20mg、甲硝唑 500mg、克拉霉素 250mg，每日 2 次，7 天为 1 个疗程。如甲硝唑出现不良反应，可用阿莫西林代替。

3. 黏膜保护药　如复方铝酸铋等。

八、消化性溃疡的毫米波治疗

1977年，苏联科学家首先应用毫米波治疗消化性溃疡取得成功。毫米波照射与药物结合治疗消化性溃疡，在毫米波治疗的多种方案中是效果最好的，是临床中最有价值的方法。近些年来，我国医学工作者，用毫米波照射结合药物治疗消化性溃疡取得了很好的效果，积累了丰富的经验，值得借鉴和推广。单纯药物治疗较难根治，而且或多或少会引起一些不良反应，而毫米波结合治疗可以提高疗效、缩短疗程、减少药物的不良反应。

[研究1] 吴清欣报道，选择溃疡病患者142例，分为以下三组。

甲组：毫米波加西咪替丁组　　　　50例

乙组：单纯西咪替丁组　　　　　　50例

丙组：单纯毫米波　　　　　　　　42例

三组患者均经胃镜或X线钡餐造影诊断溃疡。

治疗方法：毫米波的工作频率为35.75GHz，波长8mm，功率密度为3.5mW/cm^2。使用毫米波的辐射头照射上腹部，每日1次，每次20～25min，15～20次为1个疗程，治疗时患者无任何感觉，少数患者有振动感。

治疗结果：单用或结合药物使用毫米波的甲、丙组疼痛在2～5次治疗后开始缓解，食欲改善，反酸、腹胀消失，而单纯用药的乙组则较慢，三组治愈时间分别为10～29天、18～65天和12～39天（表3-1）。

表3-1 三组溃疡病的治疗结果

组别 / 总数		第1个疗程		第二疗程		平均治疗 (天)
		治愈（n）	好转（n）	治愈（n）	好转（n）	
甲	50	42	8	50	0	14.2
乙	50	4	46	40	10	33.8
丙	42	30	12	42	0	17.2

第1个疗程后甲组与丙组治愈率相比无显著差异，乙组和丙组比较，则有显著差异。第2个疗程后甲组和丙组均已治愈，乙组与丙组相比，有显著差异。可见毫米波照射治疗消化性溃疡的疗效比单纯西咪替丁治疗的疗效好，且治愈时间明显缩短。

[研究2] 姚静、朱宇欣报道了毫米波结合药物治疗幽门螺杆菌感染相关的消化性溃疡53例的效果观察与护理。

治疗方法：作者将106例消化性溃疡患者随机分为观察组和对照组，各组均为53例，观察组使用毫米波对上腹部剑突下照射20min，每日1次，同时口服小剂量药物（奥米拉唑、阿莫西林、呋喃唑酮），对照组采用上述三种药物常规剂量口服治疗，比较两组疗效。

治疗结果：观察组溃疡愈合率98.07%，幽门螺杆菌根除率96.2%，对照组溃疡愈合率88.66%，幽门螺杆菌根除率81.1%。两组差异有统计学意义（$P < 0.05$）。作者认为毫米波结合小剂量药物治疗幽门螺杆菌感染相关的消化性溃疡优于单纯使用常规剂量药物治疗。

[研究3] KomapoBa 等在1993年报道毫米波治疗消化性溃疡优于其他物理治疗方法，如交变磁场、正弦调制中频电、分

米波和高压氧等疗法，而且分析了疗效和疾病的关系。

（1）胃溃疡的愈合速度 [（27.7±3.8）天] 快于十二指肠溃疡 [（30.8±2.7）天]。

（2）面积小的溃疡更易于愈合，直径 0.8～1.2cm 的胃溃疡愈合时间为（27.3±3.3）天，小于 1cm 的十二指肠溃疡愈合速度快于较大面积的胃溃疡，1～1.5cm 的十二指肠溃疡的愈合时间为（26.1±3.0）天。

（3）与患者的年龄有关：老年人的溃疡愈合时间 [（20.2±2.3）天] 短于青年 [（25.5±2.2）天] 和中年（26.6±2.9）天]。

作者应用的毫米波波长为 5mm、6mm，作用部位为胸骨剑突区，每次 30～40min，每日 1 次，10～15 次为 1 个疗程。

[研究 4] 莫斯科皮罗戈夫第二医学院等单位对 7000 名胃和十二指肠溃疡患者用毫米波（QBb-1）进行治疗，其中 91.7% 的患者溃疡完全愈合。消化性溃疡患者坐位或卧位，胸下照射，每天 1 次，每次 30min，1 个疗程 10～20 次。

治疗结果：胃和十二指肠溃疡共 67 例，以前用其他方法治疗过的 19 例，以前未进行任何治疗的 18 例，毫米波照射 10 次后，结痂 25 例，未结痂 42 例，毫米波照射 20 次以后，结痂 37 例，未结痂 5 例；照射 25 次，结痂 1 例，未结痂 4 例，治愈率可达 94%。

[研究 5] 有学者采用不同反射点对消化性溃疡 73 例进行毫米波照射，分别照射中央压射区（百会）、病患区（中脘）和远离区（足三里）。

73 位病例，根据照射穴位的不同分为三组：第一组 27 例，中脘治疗。第二组 20 例，足三里治疗。第三组 26 例，百会治疗。第一组：27 例中治愈 22 例，治愈率 82%，平均愈合期 15 天，21 例病情减轻，10 例的溃疡无痕迹愈合。

第二组：20 例中，18 例溃疡面结疤，治愈率 90%，平均 18.5 天，14 例病情减轻，对照组中 7 例溃疡面未产生瘢痕。

第三组：26 例中 17 例愈合，治愈率 65%，平均愈合 17 天。以上三组患者，虽然溃疡面未愈合，但溃疡面均有明显缩小。

溃疡愈合率以足三里穴和中脘穴治疗最高，有效率可达 82%～90%，用中脘穴治疗较用足三里穴愈合期缩短 3 天。

故作者推荐，患者病理症状明显时，用足三里治疗，一般情况下用中脘穴治疗（表 3-2）。

表 3-2　不同穴位疗效统计表

病例症状	中脘		足三里		百会	
	治疗前	治疗后	治疗前	治疗后	治疗前	治疗后
消化道区疼痛	25/27	3/17	15/20	4/20	25/26	3/26
烧灼感	13/27	1/17	6/20	1/20	12/26	0/26
呃逆	10/27	4/17	9/20	0/20	14/26	4/26
恶心、呕吐	9/27	2/27	6/20	0/20	10/26	3/26
肠功能紊乱	13/27	5/27	7/20	6/20	17/26	14/26
深部位指压痛	25/27	2/27	18/20	1/20	26/26	5/26

实践证明毫米波治疗结合中医传统穴位治疗是一种很有效的疗法。

[研究 6] 湖北省十堰市人民医院王文明也报道用毫米波照射合并西咪替丁治疗消化性溃疡的情况。结果证明，采用毫米波照射治疗溃疡面的疗效明显优于单纯西咪替丁的疗效，同时疗程缩短。

[研究 7] 上海建工医院田芸挺应用毫米波治疗 172 例消化性溃疡患者，证明单用毫米波或毫米波联合西咪替丁效果明显

优于单独用西咪替丁治疗（表3-3）。

表3-3　毫米波组与对照组比较

组别	平均总治愈率（%）	平均治愈周期（天）
毫米波组	82	28
西咪替丁组	45	100

西咪替丁是目前国内常用的治疗消化性溃疡的药物，国外有197篇文章报道，西咪替丁治疗胃溃疡和十二指肠溃疡，4周后愈合率分别为54.0%和73.7%。8周后愈合率为86.0%和91.5%，加毫米波治疗后，全部患者在4周内愈合，单纯用毫米波照射治疗，40天之内也全部愈合，可见毫米波治疗加上西咪替丁治疗，效果比单纯用西咪替丁效果更好，治疗时间也缩短。除用西咪替丁结合毫米波治疗以外，也有使用其他药物结合治疗的报道。上海友谊激光医院陶秋慧报道分别用毫米波和雷尼替丁治疗胃溃疡的疗效。中国人民解放军上海第四一一医院肖正达等报道用毫米波和雷尼替丁治疗，除消化性溃疡以外，对胃炎、胃窦炎和急慢性肠炎均有良好的效果。上海建工医院田芸挺等人也证明乙酰唑胺治疗消化性溃疡的疗效优于毫米波治疗，但是乙酰唑胺治疗时必须纠正高血氯酸中毒，且有明显消化道反应，而毫米波治疗则无此不良反应，故毫米波治疗仍具有其优越性。

[研究8] 南京军区福州总医院吴清欣对毫米波与超短波治疗进行了比较研究。毫米波治疗17.2天，治愈率为71%。超短波治疗只有9%的治愈率，疗程需38.5天，而且毫米波治疗后症状消失更快。毫米波组疼痛3～5天开始缓解，食欲改善，反酸、腹胀消失，而超短波结合胃得安组症状消失得比较慢。

总之，毫米波治疗消化性溃疡有其独特的优点，可以克服药物治疗的不足。药物治疗虽然疗效确定，但疗程长、症状缓解慢、复发率高，长期使用还可能出现药物过敏。因此配合毫米波治疗能弥补药物治疗的不足，一般 3～5 次治疗即可使疼痛症状消失或改善，而且疗程短，治愈率高，复发也少，还可以减少药量，与其他物理因子治疗相比较，如中波和超短波治疗等，其治愈率要高得多。

　　毫米波辅助治疗也可以大大提高幽门螺杆菌根除治疗的治疗效果。湖北十堰市人民医院柳茂林等报道，用 8mm 的毫米波作用于 62 例幽门螺杆菌感染患者的上腹部，再结合药物进行治疗，取得很好的效果。治疗 14 天，其根除率达 94%，不良反应率为 6%，而单纯用药物治疗，根除率仅为 74%，不良反应率达 24%。

第 **4** 章　毫米波在高血压治疗中的应用

CHAPTER 4

一、高血压的概况

高血压是一种古老的疾病。考古发现，在埃及木乃伊和 5100 年前欧洲"冰人"的身上已有周围动脉硬化征象。我国科学家 1979—1980 年发现，400 余万人中高血压发病率为 2%～10%（平均 4.67%），加上临界性高血压可达 7.73%。1985 年美国统计，死于心血管疾病的 99 万人（占全年死亡总数的 50.59%）中，65% 与高血压有密切关系。在亚洲因高血压发生脑血管病死亡者占所有病死率的 11.3%，仅次于癌症，居第二位。由此可见，高血压是危害人们健康最常见的疾病，目前我国已有 2 亿多高血压患者，相当于三个家族中即有一名高血压患者。高血压目前有"三高""三低"和"三个误区"。

（一）三高

1. **患病率高**　目前我国高血压患病率达 18.8%。

2. **致残率高**　目前我国有脑卒中患者 600 万人，其中 75% 不同程度的丧失劳动力，40% 重度致残，每年有 150 万人新发脑卒中。

3. **病死率高**　心脑血管病占我国城市人口死亡原因的 41%，北京市已达 51%。

（二）三低

1. 知晓率低　1991 年，通过对全国 30 个省市 95 万人调查，高血压的知晓率城市为 36.3%，农村为 13.7%。

2. 服药率低　城市服药率为 17.4%，农村服药率为 5.4%。

3. 控制率低　血低控制在 140/90mmHg 以下者，城市为 4.2%，农村为 0.9%，全国为 2.9%。

（三）三个误区

1. 不愿意服药　有些患者不愿服药，而宁愿选用降压帽、降压鞋、降压表等。

2. 不难受不服药　有些患者没有症状就不吃药，血压一恢复正常就停药。

3. 不按医嘱服药　有些患者不听从医师指导，擅自按广告服药，采用不科学的偏方等。

若放任高血压发展，会明显加速动脉粥样硬化进程。高血压患者平均患病 13.9 年可发生脑卒中、急性心肌梗死等，比正常人平均寿命缩短 20 年。

二、什么是高血压

1. 血压的概念　血液在血管中流动时血液加于血管壁的侧压力即为血压。动脉内的压力称为动脉压，静脉内的压力称为静脉压，毛细血管内的压力称为毛细血管压。血压是维持人体各脏器正常灌注所必需的。通常我们所说的血压是指动脉压，心脏收缩时，大动脉内产生较大的压力，称为收缩压（高压）。心脏舒张时，动脉借助动脉弹性回缩产生的压力继续推动血液向前流动，称为舒张压（低压）。收缩压和舒张压之间的压差，称为脉压。

2. 高血压的标准　正常人的血压在血压正常范围内有的偏高、有的偏低。血压水平也随着年龄、性别、种族和其他因素而有所改变，"正常血压"与"高血压"的范围存在一定差异，相关数值都是人为规定的。

按国际最新标准，18岁以上成年人血压在未服用降压药物的情况下，收缩压≥140mmHg（18.7kPa），舒张压≥90mmHg（12kPa），即可诊断为高血压（表4-1）。

表4-1　高血压的分类和分级

类别	收缩压（mmHg）	舒张压（mmHg）
理想血压	<120	<80
正常血压	<130	<85
正常高值	130～139	85～89
1级高血压（轻度）	140～159	90～99
亚组：临界高血压	140～149	90～94
2级高血压（中度）	160～179	100～109
3级高血压（重度）	≥180	≥110
单纯收缩性高血压	≥140	<90
亚组：临界高血压	140～149	<90

患者收缩压与舒张压属不同级时，应按两者中较高的级别分类。患者既往有高血压史，目前正在服用抗高血压药，血压即使已低于140/90mmHg，也应诊断为高血压。

高血压患者的治疗决策不仅应该根据其血压水平决定，还要考虑下列几个方面：①其他危险因子的存在情况；②并发症情况，如糖尿病及心、脑、肾、血管病；③靶器官损害；④患者的个人医疗等情况。

为了便于危险分层，WHO/ISH 指南委员会根据《弗明汉心脏研究》观察对象（年龄 45—80 岁，平均 60 岁）的 10 年心血管病病死率、非致命性脑卒中和非致命性心肌梗死的资料，计算出年龄、性别、吸烟、糖尿病、胆固醇、早发性心血管病、靶器官损伤以及心血管和肾病史中，某几项并发症的存在对日后心血管事件的影响，列于表 4-2 和表 4-3。

表 4-2　高血压的危险因素

危险因素和病史	血压（mmHg）		
	1 级（SBP140～159 或 DBP90～99）	2 级（SBP160～179 或 DBP100～109）	3 级（SBP≥180 或 DBP≥110）
无危险因素	低危	中危	高危
1～2 个危险因素	中危	中危	极高危
≥3 个危险因素或 TOD[a] 或糖尿病	高危	高危	极高危
ACC[b]	极高危	极高危	极高危

SBP. 收缩压；DBP. 舒张压。a. 靶器官损害；b. 并发心血管疾病

表 4-3　影响高血压预后的危险因素

用于危险性分层的危险因素	靶器官损害
• 收缩压和舒张压水平（1～3 级） • 男性＞55 岁，女性＞65 岁 • 吸烟 • 糖尿病 • 早发心血管疾病家庭史（发病年龄：男＜55 岁，女＜65 岁）	• 左心室肥大（心电图、超声心动图和左心室造影） • 蛋白尿和（或）血浆肌酐浓度升高（1.2～2.0mg/dl） • 超声或 X 线片证实有动脉粥样斑块（颈动脉、髂动脉、脑动脉或主动脉） • 视网膜普遍或先天性动脉狭窄

（续表）

加重预后的其他危险因素	心脑血管病
• HDL 胆固醇降低 • 低密度脂蛋白胆固醇升高 • 糖尿病伴微蛋白尿 • 葡萄糖耐量异常 • 肥胖 • 久坐不动的生活方式 • 纤维蛋白原增高	• 缺血性脑卒中 • 脑出血 • 短暂性脑缺血发作（TIA） • 心肌梗死 • 心绞痛 • 冠状动脉血运重建术 • 心力衰竭 • 夹层动脉瘤
肾疾病	**视网膜病变**
• 糖尿病肾病 • 肾衰竭	• 症状性动脉疾病视网膜病变 • 出血或渗出 • 视盘水肿

3. 理想的血压控制水平　正常人血压以 120/80mmHg 以下最为理想。高血压患者的血压应控制在 140/90mmHg 以下。对于患心肌梗死的患者以及老年高血压、单纯收缩压增高、脑血栓后病情稳定的患者，血压控制在 138/83mmHg 以下最佳。糖尿病患者的血压应控制在 130/80mmHg 以下，高血压合并有肾损害（24h 尿蛋白超过 1g）时，血压应控制在 130/85mmHg 以下，最好控制在 125/75mmHg 以下。

三、高血压的危险因素

1. 遗传因素　高血压是一种多因素遗传性疾病，具有较明显的家族集聚性。双亲均患高血压的子女其血浆去甲肾上腺素、多巴胺的浓度明显高于无高血压家族的子女。双亲一方有高血压病者的患病率高 1.5 倍；双亲均有高血压者则高 2～3 倍。

2. 肥胖因素　肥胖者发生高血压的概率比体重正常的人高

2~4倍。在男性中，肥胖者患高血压的危险高出3倍以上；而女性中，肥胖者患高血压的风险更高，并且肥胖的高血压患者比体重正常的高血压患者更容易患冠心病。

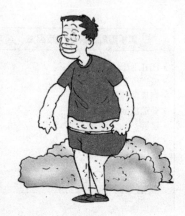

3. 盐摄入量过多　在高血压形成的过程中，盐起着重要作用。每日食盐量与高血压发生率呈明显相关性。我国南北方高血压患病率有显明差别。中国的北方，特别是东北地区，平均每人每日食盐量高达12~18g、而在广东、广西、福建等南方地区均在10g以下。

4. 高脂血症　血液中过量的胆固醇和脂肪会引起动脉粥样硬化，广泛的动脉粥样硬化又可导致高血压。

5. 吸烟　烟雾中的有害物质可损伤动脉内膜，引起动脉粥样硬化，并刺激交感神经引起小动脉收缩，使血压上升。吸一支烟有时可使收缩压增加10~25mmHg，每分钟心搏可增加5~20次。吸烟者极易发生恶性高血压，其危险性为不吸烟者的3倍。

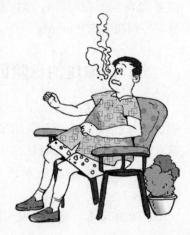

6. 大量饮酒　少量饮酒对血压无明显影响，但饮酒超过一定量以后，可导致血压上升。美国学者研究表明，每日饮酒32~34g以上者，较不饮酒者收

缩压高 5mmHg，舒张压高 2mmHg，而且乙醇可使患者对降压药物的敏感性下降。

7. 心理因素 精神过度紧张、暴怒、忧虑、激动等情绪波动，均会导致血压升高。这是由于神经系统和内分泌控制失调，血管壁中的平滑肌收缩力加强，引起全身小动脉的管径变窄，增加了血液流动的压力，导致血压增高。

8. 缺乏体力活动 长期缺乏体力活动，如久坐等，也易引发高血压。

9. 年龄因素 高血压的患病率随年龄增长而增高，40 岁以上者是 15—39 岁者患病率的 3.4 倍。

（1）儿童高血压：儿童的发病率为 9.36%，一般儿童高血压没有症状，容易被忽略。正常学龄前儿童血压高于 110/70mmHg，学龄儿童血压高于 120/80mmHg，则要考虑为高血压。另外，儿童原发性高血压较少，而继发高血压较多，如继发于肾疾病，占儿童高血压的 70%～80%；继发于心血管病，包括先天性主动脉缩窄、腹主动脉发育不全、主动脉关闭不全、动静瘘、动脉导管未闭等；继发于内分泌疾病，如肾上腺皮质功能亢进；继发于中枢神经系统疾病。引起高血压最常见的原因是感染和颅内压增加。

儿童原发性高血压的诱因主要是遗传、肥胖、精神压力和不良饮食习惯，例如肥胖儿童常爱吃洋快餐、喝可乐等。

（2）青年人高血压：其发病率约为 15%。其中 80% 为原发性高血压，约 20% 为继发性高血压。青年人高血压因发病时间短，并发症比较少，但血压波动性较大。

（3）中年人高血压：因工作紧张、体育锻炼时间少，其发病以原发性高血压为主，约占 90%。而继发性高血压在 5%～10%。这些患者没有临床症状，未被重视，发现时常已进入 2 期或 3 期高血压阶段。

（4）老年人高血压：其特点是收缩压波动较大，主要原因是老年患者血管压力感受器的敏感性减弱。老年人的高血压以高收缩压为主，对心脏的危害性更大，易发生心力衰竭和脑卒中。

老年人受体位变动的影响，易产生体位性高血压。另外，老年人的高血压降压速度不宜太快，以免发生危险。

除以上因素以外，环境因素也会产生一定影响。例如，噪声使人心烦意乱，难以休息，使去甲肾上腺素分泌增高；噪声作用于心肌和心血管壁，使外围血管阻力增加，血压升高。水质较软的地区高血压发病率高，饮用水中铜含量太高，也与高血压发生有关。

四、高血压的主要症状

高血压患者在精神紧张、情绪激动或过分劳累后，若出现头晕、头痛、心悸胸闷、肢体麻木、失眠多梦、急躁焦虑、倦怠乏力、注意力不集中、工作效率降低等问题，就应考虑有可能是血压增高，应及时测量血压。

高血压病的主要症状可归纳为以下几点。

1. 头痛　头痛部位是全头部的自觉疼痛，其疼痛性质以发胀、冲逆、昏沉和钝痛为主，有时还感到恶心，欲呕吐。

2. 眩晕　这在老年患者中较为多见，有时此症状可能是脑卒中的前兆。

3. 耳鸣　高血压或动脉硬化可引起耳鸣，往往发生于双耳，并且耳鸣严重，持续时间较长。

4. 心悸　患者自觉心慌、气促，主要原因是高血压易引起的心肌肥厚、心力衰竭，或由冠状动脉粥样硬化所引起的心肌缺血。

5.四肢麻木　四肢经常出现麻木现象且持续时间长。

发现以上症状，应当及时测量血压，以早期发现高血压。

五、高血压的降压药物治疗

目前抗高血压药物多达100余种，大致可以分为以下六类。

1. 钙通道阻滞药　属于地平类。短效钙通道阻滞药硝苯地平（心痛定），除可引起头痛、颜面潮红等不良反应外，还可以反射性地引起心率加快，不利于心绞痛的控制，一般不用于高血压的治疗。

长效钙通道阻滞药，如氨氯地平（络活喜）、非络地平（波依定）等，其作用缓慢平稳，引起头痛和颜面潮红的不良反应相对较少，不引起反射性心率加快。该药用于合并心绞痛的高血压患者较为合适，对老年收缩期高血压患者还可以预防脑卒中，主要不良反应是踝部水肿和头痛、心率加快。

2. 血管紧张素转换酶抑制药（ACE抑制药）　属于普利类。卡托普利（开搏通）、依那普利（悦宁定）、贝那普利（洛丁新）都属于这类药物。用于心力衰竭治疗，能降低心力衰竭患者的病残率和病死率，还能有效地缓解2型糖尿病，特别是伴有蛋白尿患者的肾损害的进展。主要不良反应是干咳，偶尔有血管性水肿。

3. 血管紧张素Ⅱ受体拮抗药（沙坦类）　它具有许多与ACE抑制药相同的特点，其最大的优点是没有咳嗽的不良反应，现有氯沙坦（科素亚）和缬沙坦（代文）等产品。

4. β受体拮抗药　目前国内常用的是普萘洛尔（心得安）、阿替洛尔和美托洛尔（倍他乐克）。这类药物可以降低血压，明显减少脑卒中和冠心病的危险。另外，β受体拮抗药是治疗冠心病心绞痛的重要药物，也是心肌梗死后防止复发和意外突然死亡的重要药物之一。高血压伴有心绞痛或心肌梗死的患者，应首选 β 受体拮抗药，呼吸道阻塞性疾病和周围血管疾病的患者应避免使用该药。它除降压外，还可以减慢心率。

5.利尿药　是最有价值的降压药物之一，但有很多不良反应。例如，低钾、糖耐量降低、室性期前收缩、脂质异常和阳痿多见于使用大剂量利尿药时。常用的是小剂量，如氢氯噻嗪12.5mg 或更低，目的是减少不良反应，保持疗效。如果与留钾利尿药氨苯蝶啶合用，效果会更理想。利尿药特别适用于老年收缩期高血压。

6. α 受体拮抗药　适用于血脂和糖耐量异常的患者，还可以用于良性前列腺肥大，改善其症状，主要不良反应是体位性低血压，尤其是老年人更易发生。常用药物有特拉唑嗪（高特灵）和乌拉地尔（压宁定）等。

以上几类药物可以合并使用，互相抵消不良反应。如第一和第五类合并使用可以纠正心率，使之正常；选第二、三类药，对糖尿病降糖有好处，如效果不佳，可加第一类，加后效果依然不满意则可加少量利尿药；老年人收缩压高、舒张压不高，可选用第一类药物，如效果不佳则选用第五类；冠心病和心肌梗死合并者，首选第二类和第三类，如效果不佳，可加用第四类；存在劳力型呼吸困难、不能平卧、有心力衰竭的情况下，可在第三类和第二类中选一类，视情况可加用利尿药，好转以后可选用第四类；妊娠者患高血压，第二、三类降压药都不能用。

一口水、一片药，降压药已开始推崇使用复方制剂。我国常用的有北京降压 0 号、复方降压片、拉贝洛尔（降压乐）片和常药降压片等。其中，北京降压 0 号是一种以利尿药为主的由 5 种成分组成的小剂量复方制剂，由于配方合理，药物之间降压作用相互协同，不良反应相互抵消，因而具有降压疗效确切、作用温和持久、不良反应小的特点，长期使用可明显减少脑卒中及冠心病的发病率和病死率，这与利尿药和 β 受体拮抗药的远期效益是一致的。该药适用范围广，每日 1 片，使用方便、价格合理，非常适合我国广大高血压患者应用。以上药物治疗的基本原则如下。

（1）低剂量开始，如血压未达到目标，应根据具体情况增加该药的剂量。

（2）如第一类药物无效，应选择联合用药。通常是加用小剂量的第二类降压药，而不是加大第一类药物的剂量。有效的联合用药组合是利尿药 +β 受体拮抗药、利尿药 +ACE 抑制药（或血管紧张素 Ⅱ 受体拮抗药）、钙通道阻滞药 +β 受体拮抗药、钙通道阻滞药 +ACE 抑制药和 α 受体拮抗药 +β 受体拮抗药。

（3）如果第一类药疗效很差或耐受性很差，可换另一类降压药，而不是加大第一类药物的剂量或加用第二类药物。

（4）最好选用每日 1 次具有 24 小时平稳降压效果的长效药物，其优点如下：①提高治疗顺从性；②更平稳地控制血压；③保护靶器官，减少心脑血管疾病的危险性。

六、高血压的并发症

高血压影响三个靶器官，即心、脑、肾。高血压最严重的影响是对靶器官的慢性损害。这是由于高血压患者脉压持续升高，引发全身小动脉硬化，从而影响组织器官的血液供应，造成各种严重后果，成为高血压病的并发症。

1. 脑血管意外　脑血管意外也称为脑卒中。血压越高，脑卒中的发病率越高，脑卒中来势凶猛，致残率和病死率极高。高血压患者情绪激动或剧烈运动，易使血压急骤升高，造成脑血管破裂出血，血液溢入血管周围的脑组织，使患者快速昏迷，倾跌于地，称为脑卒中。如患者由于情绪激动、过度兴奋，出现头晕、头痛、恶心、麻木、乏力等症状，要高度怀疑脑卒中的可能，应立即送到医院检查。

2. 高血压性心脏病　高血压患者中，有 20%～30% 可发现左心室肥大。轻度高血压患者发生左心室肥大比正常血压者增加 2～3 倍，而重度高血压患者则多 10 倍。高血压左心室肥大是一个与心血管发病率和病死率密切相关的重要危险因素。

心力衰竭是高血压最常见的并发症，调查证明 40%～50% 的心力衰竭是由于高血压。在没有得到治疗的情况下，血压越高，发展成为心力衰竭的可能性越大。

冠心病也是由于血压变化，引起心肌供氧量和耗氧量之间的失调，特别是冠状动脉粥样硬化时，造成心肌供氧减少，因而出现心绞痛、心肌梗死、心力衰竭等。

3. 肾动脉硬化的尿毒症　高血压患者中约有 10% 合并肾衰竭，一方面高血压引起肾损害，另一方面肾损害又加重高血压，形成恶性循环。急骤发展的高血压可引起广泛的肾小动脉弥漫性病变，导致恶性肾小动脉硬化，从而迅速发生尿毒症。

七、高血压患者何时易发病

高血压患者由于血管长期承受较大压力，血管弹性下降、脆性增加。在某种情况下，血压骤然增高，易造成脑血管破裂而发生脑出血，所以在下列情况下应当特别注意。

1. 情绪激动时　情绪变化是血压突然升高最常见的原因。

2. **屏气排便时** 由于体位的改变和用力，腹压增高，外周血管阻力增加，血压随之上升，特别是大便干结时，腹腔压力更大，较多的血液充盈颅内血管，常导致脑出血。

3. **气温骤变时** 高血压的老年人遇到寒冷刺激时，常会出现体内肾上腺分泌增多，血液循环加快以抵御寒冷。由于肾上腺素增多会使血管收缩，从而使血压明显上升，也易发生脑出血。

4. **烟酒过量时** 直接刺激人体的中枢神经，使心率加快，血压上升，对中老年高血压患者也是很危险的。

5. **突然停降压药** 易使血压突然反弹，甚至比原来还高，易产生危险。

6. **某些药物可以引起血压上升** 如吲哚美辛等可以引起血压明显上升。

八、高血压患者脑卒中的预兆

脑卒中虽然发病急骤，但是有70%的脑卒中患者有前驱症状。

常见的脑卒中先兆：①头晕、头痛，比平日加重，这些与血压波动有关；②肢体麻痹（包括面麻和舌麻），感觉功能障碍；③运动神经功能障碍，可见突然流涎、说话困难、吐字不清、失语、舌咽困难、一侧肢体无力、活动不灵活、持物跌落、走路不稳或突然跌倒，有的出现肢体抽搐跳动；④出现意识障碍，整天昏昏沉沉，表情淡漠，或出现短暂的意识丧失或智力减退；⑤自主神经功能障碍，全身无力、出虚汗、低热、胸闷等。

目前可以开展血液流变学检查作为脑卒中预报的检查项目。对血液黏稠度高的患者可静脉输入通脉液和血液激光辐照治疗，以降低血液黏稠度，改善微循环，防止脑梗死。

九、高血压的预防

1992 年，由 WHO 提出的《维多利亚宣言》健康四大原则为"合理膳食、适当运动、戒烟限酒、心理平衡"。按照这四大原则去做，可使高血压发病率下降 55%、脑卒中发病率下降 75%、糖尿病发病率下降 50%、肿瘤发病率下降 1/3，使危害中老年人的主要慢性病减少一半

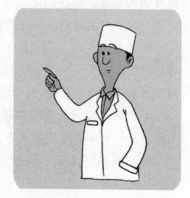

以上。据美国疾病预防控制中心 1996 年报道，健康四大原则能使美国人均预期寿命延长 10 年。

1. **饮食疗法**　1992 年美国农业部公布膳食金字塔，其中包括"粮、豆类""蔬菜、水果""奶和奶制品""禽、肉、鱼、蛋"四类食物，以这四类食物作为基础，适当增加"盐、油、糖"。

膳食金字塔的第一层是粮谷类食物，它构成塔基，应占饮食中的很大比重，每日粮豆食物摄取量为 400～500g，粮食与豆类之比为 10∶1。金字塔的第二层是蔬菜和水果，每日蔬菜和水果摄入量 300～400g，蔬菜与水果比例为 8∶1。金字塔的第三层是奶和奶制品，以补充优质蛋白质和钙，每日摄取量为 200～300g。金字塔第四层是动物性食品，主要提供蛋白质、脂肪、B 族维生素和无机盐、禽、肉、鱼、蛋等食品，每日摄入量为 100～200g，塔尖为适当的油、盐、糖。

2005 年美国又公布新型"饮食金字塔"方针，它将原有的单一选择拓展为十二个"食品金字塔"。"饮食金字塔"由六条垂直的彩条组成，橘黄色、蓝色、绿色、红色、紫色、黄色六类颜色代表不同的食物组。条谱有粗有细，其中最粗的是谷物

彩带，代表每日摄入的食品中谷物分量应该最多；随后依次是奶制品、蔬菜、水果、肉类、豆类以及脂肪、糖、盐。

美国农业病和 Tufts 大学根据老年人的特殊营养需要修订了"70 岁以上老年人食物金字塔"，在最底层加上 8 杯水，以及在最顶层加一些甜食、糖等。因为老年人器官退化，口渴感觉不强烈，所以要补充水。老年人 60% 以上的能量是由甜食提供的，在寒冷冬天，对血糖和体重正常的老年人来说，适当吃点甜食，能够帮助老年人产生更多的热能。老年人不必"见糖色变"，可以在两餐之间，如上午 9:00—10:00，下午 3:00—4:00 时少量吃一点蛋糕之类的甜食。

2007 年我国也根据实际情况，发布了《中国居民膳食指南》。洪昭光教授根据我国国情将合理膳食总结为两句话："膳食中的一二三四五""餐桌上的红黄绿白黑"，可以供我们参考。

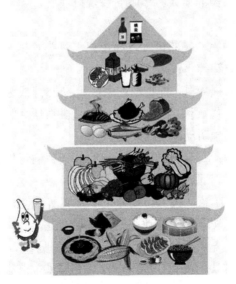

中国居民平衡膳食宝塔

谷类食物每日 300～500g；蔬菜每日 400～500g；水果每日 100～200g；鱼、禽、肉、蛋等每日 125～200g；奶类和豆类食物每日约 100g；豆类及豆制品 50g；油脂类每日不超过 25g。

高血压是一种遗传多基因与环境多危险因子交互作用而形成的慢性全身性疾病，其中遗传因素占 40%，环境因素占 60%。在环境因素中，主要与营养膳食有关。超重和肥胖，食盐摄入过多，低钾、钙、镁，大量的乙醇等，都被认为是高血压的危险因素。

预防和辅助治疗高血压的膳食原则应当如下：

（1）限制膳食中的钠盐：高血压患者有 30%～50% 对盐敏感，适当的限盐还可以减少降压药的药量，减少利尿药导致钾的排出，改善左心室肥大。降低钙的排出，对骨质疏松和肾结石也有利。正常人每日吃钠盐应在 6g 以下，而高血压患者应在 4g 以下。

（2）增加钾的摄入：多吃新鲜绿叶菜、豆类和根茎类，香蕉、杏、梅等。

（3）增加钙、镁的摄入：如牛奶、豆类含钙多，豆类、蘑菇、菠菜、豆芽等含镁多。

（4）脂肪摄入量，应控制在总能量的 25% 或更低。

（5）增加优质蛋白：鱼类蛋白可使高血压和脑卒中的发病率降低，可以预防动脉粥样硬化。

（6）其他：每日饮 50～100ml 的红葡萄酒可以提高高密度脂蛋白胆固醇，预防动脉粥样硬化。还可以多吃芹菜（被称为"降压王"）、洋葱、大蒜、胡萝卜、菠菜等蔬菜，选用西瓜、山楂、香蕉、苹果、梨等水果。绿茶、菊花，海带、木耳、蘑菇、玉米、燕麦片也对防治高血压有一定好处。

2. 运动疗法　高血压的运动疗法在国外很流行。参加运动的人比不运动的人高血压发病率明显更低。早期高血压患者可以通过单一运动疗法达到控制血压的目的，中、晚期患者可以减少抗高血压药物。运动还可以增强心肺功能，降低动脉硬化的风险。

坚持运动可使高血压患者情绪稳定、心情舒畅，使处于紧张状态的小动脉得以舒张，从而使血压下降。另外，长期坚持运动的高血压患者，可使血管增多，血流量增多，管腔变大，管壁弹性增加，有利于降压。运动还能产生一些化学物质，使血管扩张，血流速度加快，延缓动脉粥样硬化的发展。长期运动可以调节自主神经功能，降低交感神经的兴奋性，改善血管的反应性，扩张周围血管，降低血压。

高血压患者运动时须注意以下几点。

（1）宜选择节奏缓慢、运动量小、容易掌握的项目，如太极拳、医疗体操、步行、气功，早晚各1次，每次30min。忌憋气、用猛力的项目。

（2）高血压患者运动时一定要遵循量力而行、循序渐进的原则。

（3）运动时间要掌握好，以下午和晚饭后1小时为宜。冬天晨练千万注意保暖，防止寒冷导致血管收缩、血压突然上升而诱发脑卒中。

（4）严重高血压未控制好时暂时不要运动，如发生心、脑、肾的并发症，暂不宜运动。

（5）运动时穿戴要"三松"，即裤带松、鞋袜松和衣领松；进餐要"三少"，即热量少、脂肪少、盐要少。

3. 心理治疗　高血压的发病机制还不完全清楚，但精神紧张、情绪压抑、心理矛盾等因素可以引起高血压的结论已被国内外学者所公认。据研究，痛苦、愤怒通过增加外周血管阻力而升高舒张期血压，恐惧则通过增加心排血量而使收缩压升高。

人的个性也和高血压有密切关系，具有不稳定型个性的人长期紧张、压抑、忧虑、人际关系紧张，都易患高血压。

（1）保持积极、乐观的情绪，使心情开朗，性情平和。

（2）克服不良的心理影响，如怨天尤人、自怨自艾。

（3）抵御不良的社会心理压力，应当采取正确、积极的态度去对待，通过弥补法、转移法和劝说法来改变不良的心理状态。

（4）积极参加一些有益的社会活动，坚持不懈。

（5）阅读轻松的信息，放声高唱。

（6）回归大自然能使人身心得到放松，促进血压下降。到公园散散步，缓解心中的紧张，肾上腺素水平也会降下来，每日 20min 即有效。

（7）充足、高质量的睡眠是保持血压正常的基本要素。汽车鸣笛或打呼噜都会使血压增高。

4. 禁烟限酒　吸烟对人健康有害人尽皆知，它是高血压和缺血性心脏病的危险因素。

实验证明，烟中含有剧毒物质尼古丁，对神经系统、心血管系统的毒性很明显。它可以兴奋血管运动中枢，使小动脉收缩，从而增加周围阻力，导致血压升高。吸烟产生的烟碱和一氧化碳可以加速动脉粥样硬化和血栓形成，促使儿茶酚胺和加压素增加，引起心率加快，血压增加和心律失常。

一支烟中约含有尼古丁 5.15mg、氨 1.6mg、氢氰酸 0.03mg。烟雾中还有 3%～6% 的一氧化碳。

最近公布的一份研究表明，停止吸烟 1 年可使冠心病危险下降到吸烟者的 50%；停止吸烟 5 年，肺癌病死率降低 50%，口腔癌、喉癌、食管癌的发病危险降至吸烟者的 50%；停止吸烟 10 年，肺癌病死率与不吸烟者相同，癌前细胞可被正常细胞取代；停止吸烟 15 年，发生冠心病的危险与不吸烟者相同。

在苏格兰、瑞典和美国等国际研究中发现，饮酒组高血压患病率比不饮酒组高 39.9%，控制饮酒量后血压明显下降。

酒喝得越多，血压就越高。饮酒使血压升高的原因，可能与乙醇引起的交感神经兴奋、心排血量增加以及间接引起肾素等其他血管收缩物质的释放增加有关。

还有研究发现长期饮酒还会造成心肌细胞损害，使心脏扩大而发展成心肌病。

每日饮 50～100ml 的红葡萄酒能提高高密度脂蛋白胆固醇水平，减轻中老年人动脉粥样硬化。当然饮白葡萄酒、绍兴酒、加饭酒也可以。酒一定不能超量，白酒为 25ml，啤酒为 300ml。

对于有严重高血压患者或有心脏病的患者一定要戒酒。

十、高血压的毫米波治疗

[研究1] 福建省福州市鹤龄医院曾东升等报道治疗原发性高血压 94 例，随机分为三组。

（1）单纯毫米波组 31 例，其中Ⅰ期高血压 9 例，Ⅱ期 15 例，Ⅲ期 7 例，有高血脂、冠心病、高血压心脏病病史 16 例，有脑出血、脑梗死史 6 例。

（2）毫米波加药物组 33 例，其中Ⅰ期高血压 10 例，Ⅱ期 16 例，Ⅲ期 7 例，有高血脂、冠心病、高血压心脏病病史 17 例，有脑出血、脑梗死史 7 例。

（3）单纯药物组 30 例，其中Ⅰ期高血压 9 例，Ⅱ期 14 例，Ⅲ期 7 例，有高血脂、冠心病、高血压心脏病病史 15 例，有脑出血、脑梗死史 6 例。

治疗方法：用脉冲毫米波经穴治疗仪照射患者涌泉、曲池，每日 1 次，左右交互辐射，每次 30min，每周 6 次，4 周为

1个疗程，可进行2个疗程。

毫米波加药物组则是在毫米波治疗的基础上，加复方降压片2片，地巴唑10mg，芦丁40mg，每日3次，连服4周为1个疗程，可服2个疗程。药物对照组只服用上述药物。

三组治疗结果见表4-4。

表4-4　3组高血压病治疗结果比较

	例数	临控	好转	无效	有效率（%）	疗程平均
毫米波组	31	8（25.81）	11（35.48）	12（38.71）	61.29	1.60
毫米波加药组	33	13（39.39）	14（42.43）	6（18.18）	81.81	1.51
药物对照组	30	8（26.67）	11（36.67）	11（36.66）	63.34	1.62
小计	94	29（30.85）	36（38.30）	29（30.85）	69.15	1.57

从上表中可以看出毫米波组与对照组结果不显著（$P > 0.05$），毫米波加药组优于这两组，有显著差异（$P < 0.05$）。

其中有一典型病例。林某63岁，患高血压已有8年，常年口服复方降压胶囊（复方罗布麻），可以降压，但停药又复发。近日来血压突然升至190/100mmHg，出现头痛、头晕、心悸、易怒、多梦。心电图显示后心室肥大，诊断为原发性高血压Ⅱ期。使用脉冲毫米波经穴治疗，选穴涌泉、曲池，每日1次，每次30min，左右交叉辐照，每周6次，4周1个疗程，同时服复方降压片2片、地巴唑10mg和芦丁40mg，每日3次。1个疗程后症状消失，血压下降到140/90mmHg。2个疗程后血压恢复到正常，随访11个月未见复发。

毫米波加药物的有效率可达81.81%，本组病例均为Ⅰ、Ⅱ期高血压，共有21例占22.32%，仅有3例有效，有效率占Ⅲ期中的13.64%，说明本疗法对Ⅲ期患者无明显效果。

选用涌泉、曲池两个穴位进行毫米波照射产生谐振，可以疏通经络，使脏腑、气血，阴阳得到调整，达到阴阳相对平衡，这时眩晕、头痛等主要症状得以缓解，血压随之也下降。

从中医分型看，以肝阳上亢型疗效较好（有效率79.17%），阴虚阴亢型和肝肾阴虚次之（有效率分别72.22%和71.43%），以气滞血瘀型更次之（有效率64.29%），最差的为痰湿中阻型（有效率仅有40%），故疗程要长，才能有效。

[研究2] 张良纯等也观察了30例高血压患者进行毫米波治疗，7天后观察效果。治疗第一天血压为（154.7±15.2）/（94.9±8.1）mmHg，治疗第7天则下降到（137.6±15.2）/（87.8±8.8）mmHg，收缩压平均下降17.1mmHg（$P < 0.001$），舒张压下降7.1mmHg（$P < 0.001$），其中显效4例（13.3%）有效14例（46.7%）总有效率为60%。Ⅰ期高血压11例，有效8例，占72.7%。Ⅱ期高血压18例，有效8例，占44.4%。Ⅲ期高血压1例，无效1例。故证明治疗7天即有效果，尤其是轻型高血压病效果较好。

[研究3] 俄罗斯科学家通过毫米波治疗Ⅰ、Ⅱ期高血压患者，调整频率50GHz，波长为7.1mm、5.6mm，功率为10mW/cm²，辐射头放在胸右侧第二肋间皮肤，每日1次，每次30min，照射5次后，休息2天，10次为1个疗程。

治疗结果：毫米波治疗后，不管用何种波长的毫米波进行照射，无论哪一种发病机制的高血压病，80%的患者均能取得稳定的效果。通过临床观察，作者认为脉压升高和血管紧张度有关，毫米波治疗疗效出现得较快。如果脉压变化引起复杂的体内平衡变化，则毫米波治疗不敏感，疗效出现较慢，这种高血压除毫米波照射外，还必须同时服药才有效。

对于毫米波的照射波长，作者认为9.1mm波长的毫米波照射效果更优于 5.6mm 波长。

该研究说明不同发病机制的高血压病对毫米波照射的反应不同，对不同波长的毫米波敏感度也不一样，这为今后开展相关临床研究提供了一个基础。

[研究 4] 俄罗斯 Куничцна 在 1998 年也报道了对 127 例高血压患者用三种方法进行观察的研究。A 组 40 例加用颈动脉窦区 He-Ne 激光照射，波长 632.8nm，强度 10mW/cm^2，每侧 3min，每日 1 次，10 次为 1 个疗程。B 组 40 例，加用颈动脉窦区毫米波疗程，频率 54～78GHz，输出功率 1.7mW，每侧 5min，每日 1 次，10 次 1 个疗程。C 组 47 例为对照组，只用基础治疗（服降压药）。

这些患者经常服用降压药者 56 例（44.2%），周期性服药者 43 例（33.8%），偶尔服药者 28 例（22%）。

治疗后 A、B 组自觉症状均显著减轻或消除。对气候过敏者，A 组自 42.5% 降至 20%（$P < 0.05$），B 组自 57.5% 降至 35%（$P < 0.02$），C 组自 48.9% 降至 36.1%（$P > 0.2$）。

A 组脑血管症状减轻最显著，头痛自 85% 减少到 27.5%（$P < 0.01$），头晕自 70% 减少 25%（$P < 0.01$），闪光幻现自 30% 减至 10%（$P < 0.05$）。

B 组以心血管症状改善较显著：心前区疼痛自 72.5% 减至 15%，心惊和心律失常自 22.5% 减至 5%（$P < 0.01$），呼吸困难自 42.5% 减至 22.5%（$P < 0.05$），对照组无显著性改变。

A 组治疗后收缩压降低 16.2%，舒张压降低 14.2%，平均血压降低 7.7%（均 $P < 0.001$）。B 组分别降低 16.9%、14.1% 及 11.3%。C 组分别降低 12.5%、9.8%（均 $P < 0.02$）和 5.5%（$P > 0.05$）。

治疗后中心性血流动力学指标，A 组以高动力型者改善最为显著。而 B 组则以低动力型者改善更为明显，C 组各项指标均无显著变化。A 组脑血流动力学改善最显著，颈动脉及椎动脉灌流区脉搏充盈度均增强，阻抗指数增大，静脉回流改善。原来升高的小动脉张力也都降低，而大血管的张力基本无变化。B 组只对脑血管张力起调节作用。

生化指标的改善，以 A 组为最佳，胆固醇、血脂及动脉粥样硬化指数均显著降低，高密度脂蛋白增高，凝血指标改善，纤维蛋白质降低，而肝素含量增高。B 组仅胆固醇降低。C 组对照组无显著变化。

综合分析，A、B 两组间疗效无显著性差异，各组显效及有效率分别为：A 组 25% 及 67.5%（合计 92.5%），B 组 17.5% 及 72.5%（合计 90%），C 组对照组 4.3% 及 80.8%（合计 85.1%）。

作者认为毫米波和纳米波照射具有相似的临床生理学效应（降压、抗交感神经、降脂、应激限制和抗氧化作用），当作用于血压的末梢调节中枢颈动脉窦区时，可对脑血循环、心脏血管中枢和大脑皮层起反射调节作用，引起复杂的神经 - 体液变化，对物质代谢过程和凝血 – 抗凝血系统产生良好影响，但激光疗法和毫米波疗法还是有差异的。

激光疗法可使中心血流动力学指标改善，并由高动力型转变为正常动力型，而脑血管症状改善较显著。而毫米波疗法则低动力型者效果较佳，对心血管症状改善较显著。

[研究 5] Глонюкия 等以 5.6mm 的毫米波治疗 30 例 Ⅰ ～Ⅱ期高血压，治疗部位为颈上神经分布区，治疗后患者症状减轻，血压下降，疗效优于对照组。

第 5 章 毫米波在高脂血症治疗中的应用

CHAPTER 5

一、什么是血脂

血浆中所含的脂类统称为血脂。血浆脂类含量虽只占全身脂类总量的极小部分，但外源性和内源性物质均需要通过血液转运到各组织之间，因此血脂含量可以反映体内脂代谢的情况。食用高脂肪食物后，血浆内脂类含量大幅度上升，但这是暂时的，通常在3~6h或以后渐趋于正常。通常在饭后12~14h 小时采血检查才能可靠地反映血脂水平的真实情况。由于血浆胆固醇和甘油三酯水平的升高与动脉粥样硬化的发生有关，所以临床上重点检查胆固醇和甘油三酯。

在胆固醇中，除了与动脉粥样硬化有密切关系的低密度脂蛋白胆固醇以外，还有具有重要生理作用的高密度脂蛋白胆固醇，它们都对机体产生重要作用。它们是细胞膜的主要成分（包括磷脂、糖脂和胆固醇），没有它们，细胞就不健康；另外，脑和神经也需要磷脂和糖脂。

高密度脂蛋白可以转化成胆汁酸盐，有助于脂肪的消化和吸收；可以转化为肾上腺皮质激素，发挥对物质代谢的调节作用，转化为性激素（雌激素和雄激素），发挥其对生育及物质代谢的调节作用。所以脂肪在体内是不可缺少的，如果脂肪吸收过少，可导致营养不良、生长迟缓。如缺少脂肪易导致多种脂溶性维生素（维生素 A、E、D、K 等）缺乏。皮下脂肪还可以保温御寒，所以人体离不开脂肪，一味拒绝摄入脂肪是错误的。但是血脂也不能过高，否则对人身体有害，所以要积极控制血脂。

　　临床上常做的血脂检查包括以下四项。

　　1. 血浆总胆固醇　理想值为 200mg/dl 以下，临界值为 200～239mg/dl，过高值为 220mg/dl 以上。

　　2. 血浆甘油三酯　理想值为 150mg/dl 以下，临界值为 200～239mg/dl，过高值为 150mg/dl 以上。

　　3. 低密度脂蛋白胆固醇　理想值为 120mg/dl 以下，临界值为 121～139mg/dl，过高值为 140mg/dl 以上。

　　4. 高密度脂蛋白胆固醇　理想值为 50mg/dl 以上，临界值 35～50mg/dl，危险值为 35mg/dl 以下。

　　肥胖患者的血脂明显高于正常值，超过非肥胖患者 1 倍以上，肥胖者动脉粥样硬化、冠心病、脑血栓、高血压、高脂血症发病率均高于非肥胖者。

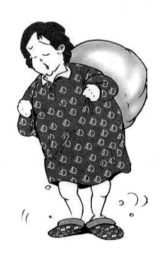

　　医学试验证明，脂肪摄入过量可引起代谢紊乱，微循环失调，血液中过多的胆固醇沉积在血管壁上，形成动脉粥样硬化斑块，使动脉管腔狭窄或完全闭塞，导致心脏、脑组织、肺以及下肢等部位缺血、缺氧、坏死，

从而引起冠心病、脑卒中及下肢栓塞、肺栓塞等。

二、什么是高脂血症

高脂血症是指血脂代谢紊乱、脂肪代谢或转运异常，包括血浆总胆固醇和甘油三酯水平过高，或血浆中高密度脂蛋白胆固醇水平过低。胆固醇、甘油三酯均高于正常值者称为高脂血症。高胆固醇血症和高甘油三酯均属于高脂血症，可表现为单纯高胆固醇血症或单纯高甘油三酯血症，也可表现为高胆固醇并发高甘油三酯混合性高脂血症。我国成年人血脂异常患病率为18.6%，估计有1.6亿人血脂异常，这个数字还在逐年增加。

美国从1948年开始历时47年，每两年一次，对6500名患者进行体检观察，结果表明，高血脂是冠心病的第一危险因素。

世界卫生组织欧洲降脂试验历时8年，试验总人数10 803人。观察结果：治疗组（口服降脂胶囊），血脂中胆固醇下降7%～11%（平均9%），冠心病发病率下降6%；10 803人7年随访显示70%～90%的动脉硬化消失，改善了心悸、气短、胸闷、头晕、头胀、四肢麻木等症状，进一步说明血脂高是各种健康问题的罪魁祸首。

赫尔辛基诊所对23 531位40—60岁患者进行降脂研究，观察了5年，这23 531例患者中血清胆固醇与甘油三酯分别下降80%和35%，冠心病病死率下降了26%。

值得注意的是，欧美、日本从认识高脂血症的危害以后，采取降脂措施，心血管病病死率逐年下降。而我国由于生活水平的不断提高，暴饮暴食造成血脂高、代谢紊乱，冠心病、脑血栓、高血压、糖尿病、痛风和肿瘤等慢性病也随之而来。

三、高脂血症的发病因素

1. 原发性高脂血症

（1）遗传因素：表现为细胞表面脂蛋白受体缺陷以及细胞内某些酶的缺损，也可以发生在脂蛋白或载脂蛋白的分子上。多由基因缺陷引起，多见于近亲结婚者。

（2）饮食因素：糖类摄入过多，可影响胰岛素分泌，加速肝脏极低密度脂蛋白的合成，易引起高甘油三酯血症。胆固醇和动物脂肪摄入过多与高胆固醇血症形成有关。其他膳食因素（如长期摄入过量的蛋白质、脂肪、糖类以及膳食纤维摄入过少）也和本病的发生有关。

（3）活动量大小：经流行病研究发现，参加运动和体力劳动者，其血清中胆固醇和甘油三酯水平均比从事脑力劳动的人要低，而高密度脂蛋白胆固醇水平要高。故坚持一定强度的运动可以减轻高脂血症，改善血脂结构，提高脂蛋白酶的活性，加速脂质的转运、分解和排泄。

另外，运动还可以调节血糖代谢、改善血小板功能和降低血液黏稠度等，这些均有利于降低血脂，特别是帮助减肥，降低甘油三酯水平。以上这些因素均有利于防治高脂血症。

（4）心理因素的影响：情绪激动、精神紧张的人，可增加儿茶酚胺的分泌，使游离脂肪酸增加，胆固醇、甘油三酯水平上升，高密度脂蛋白胆固醇降低。

（5）吸烟和饮酒过量：可抑制高密度脂蛋白胆固醇增加和低密度脂蛋白胆固醇降低。适量饮酒可以提高高密度脂蛋白胆固醇水平，但大量饮酒可使热量过剩而造成肥胖，同时乙醇在体内可以转化成乙酸，乙酸可使游离脂肪酸氧化减慢并在肝内合成甘油三酯。

（6）其他：绝经后妇女和老年人均易发生血脂代谢异常，使血脂升高。

2. 继发性高脂血症　是指由原发疾病所引起的高脂血症，这些疾病包括：糖尿病、肝病、甲状腺疾病、肾疾病、胰腺疾病、肥胖症、糖原累积病、痛风、阿狄森病、库欣综合征、异型球蛋白血症。

继发性高脂蛋白血症在临床上多见。如不仔细检查，其原发性疾病往往被忽略，从而不能从根本上解决问题。现将常见的高脂血症与原发病的关系简述如下。

（1）糖尿病与高脂血症：约有 40% 的糖尿病患者会继发高脂血症。在 1 型糖尿病中，血液中常出现乳糜微粒和极低密度脂蛋白的代谢紊乱，这与病情的严重程度有关。严重的胰岛素缺乏，尤其是伴酮症酸中毒患者，以上两种脂蛋白含量均明显升高。以上情况，经胰岛素治疗可以好转。

2 型糖尿病患者发生脂蛋白异常的情况则更为多见，这可能与肥胖有关。有人认为，2 型糖尿病、肥胖症、高脂血症和冠心病是中老年人最常见的疾病。在控制体重和限制糖类摄入后，这类患者的脂蛋白异常可有一定程度的改善。

（2）肝病与高脂蛋白血症：现已证明，脂质和脂蛋白等是在肝脏进行加工、生产、分解和排泄的。一旦肝脏发生病变，脂质和脂蛋白代谢也必然发生紊乱。在中老年脂肪肝患者中可以看到，不同原因引起的脂肪肝均可以引起血脂和极低密度脂蛋白含量升高。但如果肝细胞进一步损害，甘油三酯和极低密度脂蛋白反而可能下降，甚至出现低脂蛋白血症。

（3）肥胖与高脂蛋白血症：肥胖者常继发血甘油三酯含量增高。

现代医学证明，生理和病理因素引起的激素（如胰岛素、甲状腺素、肾上腺皮质激素等）的改变以及代谢（尤其是糖代谢）的异常，均可以引起高脂血症。如口服降血压药中的β受体拮抗药和利尿药均可以引起胆固醇增加，又如甲状腺功能减退、肾病综合征患者，长期服用激素均会引起高脂血症。

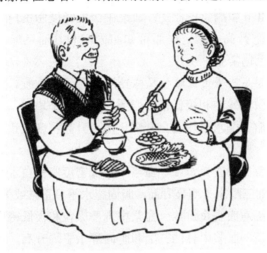

四、高脂血症的临床症状

多数患者无任何症状和异常体征；少数患者脂质会在真皮下沉积引起黄色瘤。往往在进行血液生化检验测定血胆固醇和甘油三酯时才发现。

五、高脂血症的诊断

1976 年，WHO 建议将高脂血症分为 6 型。

1. Ⅰ型高脂蛋白血症　主要是血浆中乳糜微粒浓度增加所致，血脂主要是甘油三酯升高，胆固醇水平正常或轻度增加。此型在临床罕见。

2. Ⅱ型高脂蛋白血症　又分为Ⅱa型和Ⅱb型。

（1）Ⅱa型高脂蛋白血症：血浆中低密度脂蛋白水平单纯性增加，测定血脂只有单纯性胆固醇水平升高，而甘油三酯水平正常，临床常见。

（2）Ⅱb型脂蛋白血症：血浆中极低密度脂蛋白和低密度脂蛋白水平升高，测定血脂可知胆固醇和甘油三酯水平均升高，临床上也常见。

3. Ⅲ型高脂蛋白血症　又称异常β-脂蛋白血症，主要是血浆中乳糜微粒残粒和极低密度脂蛋白残粒水平增加，血浆中胆固醇和甘油三酯水平均明显升高。两者升高程度大致相当，临床少见。

4. Ⅳ型高脂蛋白血症　血浆中极低密度脂蛋白水平升高，血浆中甘油三酯水平明显升高，胆固醇水平可正常或偏高。

5. Ⅴ型高脂蛋白血症　血浆中乳糜微粒和极低密度脂蛋白水平均升高，血浆中甘油三酯和胆固醇水平均升高，以甘油三酯水平升高为主。

6. 高脂血症的临床诊断　在临床上无论是胆固醇或甘油三酯水平升高，或者两者皆升高，都称为高脂血症。

（1）根据血清总胆固醇、甘油三酯和高密度脂蛋白胆固醇测定结果，将高脂血症分为四种类型。

① 高胆固醇血症：血清总胆固醇水平升高，超过5.72mmol/L，而甘油三酯水平正常（即甘油三酯＜1.7mmol/L）。

② 高甘油三酯血症：约占20%。血清甘油三酯水平升高，超过1.7mmol/L，而总胆固醇水平正常（即总胆固醇＜5.72mmol/L）。

③ 混合型高脂血症：血清总胆固醇和甘油三酯水平均增高，即总胆固醇超过5.72mmol/L，甘油三酯超过1.7mmol/L。

④ 低高密度脂蛋白血症：血清中高密度脂蛋白胆固醇含量

降低（即高密度脂蛋白胆固醇 < 0.9mmol/L）。

（2）根据病因，高脂血症又可以分为两类。

① 原发性高脂血症：包括家族性高甘油三酯血症、家族性Ⅲ型高脂蛋白血症、家族性高胆固醇血症、家族性脂蛋白酶缺乏症；原因不明的原发性高脂蛋白血症：多基因高胆固醇血症；散发型高甘油三酯血症，家族性高 α 脂蛋白血症。

② 继发性高脂血症：包括糖尿病高脂血症、甲状腺功能减退，急、慢性肾衰竭，肾病综合征，药物性高脂血症。

六、高脂血症的治疗

主要采用饮食疗法，以低脂低糖食物为主。无效时可适当加用一些降脂药物，临床常用主要有两类（他汀类和贝特类）。

1. 以降低血浆胆固醇为主的调脂药物　临床主要用的是他汀类（HMG-CoA 还原酶抑制药）。常用的药物有洛伐他汀、辛伐他汀等。他汀类（降胆固醇）服用时间：因为胆固醇合成是在晚上，所以应晚上睡觉前服用。

他汀类药也不是适合所有人，如活动性肝炎就不适合。

2. 以降低血浆甘油三酯为主的调脂药物　临床常用的是贝特类，如氯贝丁酯、非诺贝特和苯扎贝特等。值得注意的是，他汀类药物和贝特类两种降脂药物不能联合应用，否则易发生横纹肌溶解等严重并发症。贝特类（降甘油三酯）服用时间：甘油三酯是吃进去的，白天餐后会升高，所以贝特类应白天早餐前 30min 服用。

3. 其他　另外，也有用烟酸及其衍生物，如烟酸和烟酸肌醇等。还有用抗氧化剂：如虾青素、叶黄素、辅酶 Q10 和花青素等。这种抗氧化剂的特点是可以降低甘油三酯水平，提高高密度脂蛋白和脂联素水平，防止低密度脂蛋白（低密度脂蛋白）被氧化。其主要成分是植物提取物，不良反应较少。

冠心病、糖尿病患者属于高危人群，高血压、肥胖、吸烟和年龄大的人属于中危人群；相对健康的人则属于低危人群。他们降脂治疗的目标是不一样的（表 5-1）。

表 5-1　血低密度脂蛋白胆固醇的标准

人群	血低密度脂蛋白胆固醇标准
高危人群（冠心病、糖尿病）	2.68mmol/L（100mg/dl）
中危人群（高血压、肥胖、老年人、吸烟）	3.37mmol/L（130mg/dl）
低危人群（身体健康）	4.14mmol/L（180mg/dl）

临床用药治疗时千万不能在血脂达标以后马上停药，否则很容易引起反弹。

七、高脂血症的危害

对人体来说高脂血症非常危险。有研究证明血脂过高是加速动脉粥样硬化的多个因素中最危险的因素。血脂过高引起的相关动脉粥样硬化可能导致很多相关疾病。

该病对身体的损害是隐匿性、进行性和全身性的，由于全身动脉粥样硬化导致重要器官被动脉粥样斑块堵塞，可能诱发脑卒中、冠心病、心肌梗死和肾衰竭等严重疾病。

此外，高脂血症也是促进高血压、糖耐量异常和糖尿病的一个重要危险因素。高脂血症还可以导致脂肪肝、肝硬化、胆石症、胰腺炎、眼底出血、失明、周围血管疾病、跛行和高尿酸血症等疾病。

有些原发性和家族性高脂血症患者可以出现腱状、结节状、掌平面及眼眶周围黄色瘤等。

八、高脂血症患者生活注意事项

1. **限制高脂肪食品**　严格选择胆固醇含量低的食品，减少动物性脂肪，如猪油、肥猪肉、黄油、肥羊、肥牛和肥鸭等的摄入。减少高胆固醇的食物，包括动物内脏、蛋黄、鱼子、鱿鱼、脑和脊髓等的摄入。适当减少糖类的摄入，如少吃糖和甜食，特别是主食也要少吃。因为糖也可以转化为甘油三酯，每餐应只吃七八分饱。三餐饭应均衡些，特别是晚餐，不宜吃得过饱或吃完就睡觉，能量最不易消耗出去，易造成血脂升高。

2. **饮食要多样化**　应该多吃粗粮，如小米、燕麦、豆类等。这些食品中纤维等含量高，具有降血脂的作用。蔬菜中含有纤维素、无机盐和维生素较多，能降低甘油三酯，促进胆固醇的排出，如大豆、洋葱、大蒜、香菇、木耳、金针菇、山楂、海带等。多吃蔬菜，特别是长纤维的菜，如芹菜、菠菜和油菜。另外，患者也应当摄食胆固醇含量不高的食品，如瘦肉（鸭、鱼、鸡、猪、牛和羊）等。这些食品每100g食物仅有100mg左右的胆固醇。

3. **植物油的选择**　推荐选择橄榄油、玉米油、葵花籽油、花生油、豆油、菜籽油等，但每日用量不宜太多，每日20～30g，约为三匙油量。尽量以蒸、煮、凉拌为主，少吃煎炸食品，限制甜食。

4. **运动**　足够的活动量对中老年人来说是防治高脂血症和冠心病的重要因素，但要量力而行，循序渐进，坚持不断，选择简便易行的项目。

5. **改变不良生活习惯**　如戒烟限酒。烟中的尼古丁，可使周围血管收缩和心肌应激性增加，引起血压上升、心绞痛发作。

6. 适当饮茶 茶中含有儿茶素，可以增加血管柔韧性、弹性和渗透性，预防血管硬化。但多喝浓茶，可能使心率增快，对身体反而不利。

7. 其他 避免精神过度紧张、过度兴奋，这些精神状况可引起血中胆固醇和甘油三酯水平升高。注意减肥，中心性肥胖更危险，以腰围为指标，男性腰围＞90cm、女性腰围＞80cm即诊断为中心性肥胖。

九、高脂血症的认知误区

1. 化验单血脂正常就安全 化验单血脂正常值是针对没有任何并发症的人。有并发症的高血脂患者其数值是不一样的，其数值见前。

2. 不吃肥肉血脂就正常 我们吃的东西包括糖类、脂肪和蛋白质，这三大营养素是可以互相转变的。吃粮食（糖类）多了，同样可以转化为甘油三酯，使血脂升高。

3. 吃保健药品（如鱼油和卵磷脂等）能代替药物 这些保健品对维持血脂平衡有一定好处，但绝对不能代替药物的治疗。血脂异常患者必须在医师的指导下，服用他汀类或贝特类药物，才能使血脂保持平衡。

4. 没有症状就没有高脂血症 大多数高脂血症患者均没有症状，它对人体的损害是渐进的、隐蔽的。当动脉发生粥样硬化，出现并发症，才会出现严重症状。所以，平时应经常检查血脂。血脂太高（甘油三酯高）可以引起急性胰腺炎。另外，脑卒中、高血压和冠心病等都是由于高脂血症而发生的疾病。

5. 肥胖者一定患有高脂血症 肥胖者常常伴有脂代谢异常。

身体越胖则血脂可能越高。苹果型（中心性肥胖）比鸭梨型肥胖更易患冠心病和糖尿病。所以肥胖患者一定要减肥，要膳食平衡、适当运动，以保证体重达到正常标准。

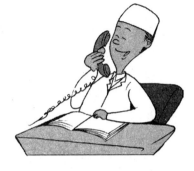

6. **血脂高一点没关系**　高脂血症与冠心病和脑卒中都有关系，全球有关降低胆固醇防治冠心病的研究结果证明，血浆胆固醇每降低1%，冠心病发生的危险性就降低2%。

7. **只有血脂高的人，才服用降胆固醇的药**　动脉粥样硬化性疾病（包括冠心病、脑卒中）和糖尿病患者也应服用降血脂的药物。

8. **高脂血症的人，如血脂正常，就不需服药**　降脂药需长期坚持服用，一旦停药，血脂又会回升。少数没有冠心病和脑卒中的患者可以逐渐减少药量，以减少不良反应。

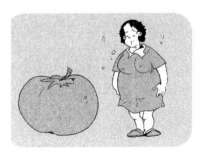

此外，高血压、糖尿病、冠心病和脑卒中等疾病经常和高脂血症相伴而生。所以治疗高脂血症时还注意降压、降糖和降血黏度，以取得更好的治疗效果，减少和防止并发症。

十、高脂血症的毫米波治疗

降脂药的治疗易产生不良反应，如对心、肾、胃和肌肉均产生一定的损伤，而毫米波治疗是一种物理疗法、绿色疗法，对人体无任何的损伤，是一种安全有效的疗法。

夏玉卿等用毫米波治疗高脂血症 55 例，其中单纯性高脂血症 29 例，伴有冠心病者 7 例，同时伴有冠心病、高血压者 8 例。胆固醇轻度升高者占 27.27%，中度升高者占 60%，重度升高者占 12.73%，甘油三酯含量正常者占 3.64%，轻度升高者占 36.36%，中度升高者占 54.55%，重度升高者占 5.45%。在对 55 例患者进行毫米波治疗的过程中，停用各种降脂药。治疗时采用波长 5.6mm、功率密度为 2.1mW/cm^2 的毫米波照射双内关穴，辐射头距穴位 1cm 左右，每日 1 次，每次 30min，30 次为 1 个疗程，连续治疗 3 个疗程。

在 55 例高胆固醇脂血症患者中，53 例患者的胆固醇有不同程度的下降，最多者下降达 166mg/dl，平均下降 87.11mg/dl，53 例高甘油三酯血症患者中 49 例有不同程度下降，最多下降达 140mg/dl，平均下降 85.8mg/dl。

总之在毫米波治疗后，血脂下降总有效率达 96.36%，基本治愈 60%，显效 21.32%，有效 14.54%。在降脂过程中，疗效随疗程延长而增强，显示出毫米波治疗有累积效应。治疗过程中，心绞痛、失眠等症状也有所改善。

第 6 章　毫米波在冠心病治疗中的应用

CHAPTER 6

一、冠状动脉及其功能

心脏是人体血液循环的动力泵，是全身需氧、需能量最多的器官。供给心脏本身营养的血管分布在心脏表面，并有分支穿入到心脏的各种组织中去。从外形上看，粗大的动脉在心脏房室之间环绕并向心尖方向发出分支，就像心脏的"桂冠"，所以人们把这些动脉叫作冠状动脉。

单位时间内心肌消耗的氧量称之为心肌耗氧量。心肌的耗氧量很大（成年人的心脏重量为 250～300g，但其耗氧量占全身耗氧量的 1/10）。

心肌组织从冠状动脉中摄取的血氧较身体的其他组织充分。体内各组织一般只能摄取动脉血氧的 25% 左右，而心肌组织能摄取达 60%～65%。因此，当心肌的需氧量增加时，进一步提高氧的摄取率的可能性很小，只能增加冠状动脉流量来满足。

心脏的耗氧量大，消耗的能量多，但心肌储存的氧及能量物质却很少，所以心脏是在耗氧量大、耗能大而储备量少的条件下进行活动的。心脏要正常活动，就必须有足够的血液及氧的供给。冠状动脉是唯一供应心脏本身血液的动脉，是心脏的生命线。正常情况下，冠状动脉能为心脏提供充足的血液，加之心肌有很强的摄氧能力，这就保证了心肌足够的氧供。如果冠状动脉及其分支发生动脉粥样硬化病变，动脉壁形成斑块，斑块破裂，血管腔内血栓形成或出现冠状动脉痉挛，而侧支循环却不易形成，通过的血液就会减少，心肌得不到足够的氧和能量，就会出现心肌收缩无力和代谢产物堆积，出现胸闷、气憋，这就是心绞痛。如果某支冠状动脉完全堵塞，就会使受其供应部位的心肌发生缺血性坏死，即心肌梗死。

二、什么是冠心病

冠状动脉粥样硬化性心脏病，是由于冠状动脉血管发生动脉粥样硬化病变而引起血管腔狭窄或阻塞，造成心肌缺血、缺氧或坏死而导致的心脏病，常常被称为冠心病。

世界卫生组织将冠心病分为五大类：隐匿性冠心病（无症状心肌缺血），心绞痛、心肌梗死、缺血性心力衰竭（缺血性心脏病）和猝死五种临床类型。

1. 隐匿性冠心病　心电图表现为心肌缺血，但患者没有胸闷和胸痛气短等症状，常见于高龄老人或糖尿病患者，前者是由于痛阈增高和侧支循环较好，后者无症状是因为神经受损，表现为面色苍白、血压下降和休克等症状。现研究证明大量吸烟也会使痛阈增高，主要是由于尼古丁影响了神经功能而对疼痛的敏感性降低，从而掩盖了冠心病病情的真相。这种无症状的冠心病患者，病情也会发展成心绞痛甚至猝死型冠心病，故切不可麻痹大意，要接受正规治疗。

2. 心绞痛　是冠状动脉供血不足，心肌暂时出现急剧缺血、缺氧导致的发作性胸痛，呈阵发性、压榨性疼痛，部位主要在胸骨后，也可以放射至心前区与左上肢，劳动或情绪激动时常发生，每次发作持续 3～5min，可每日 1 次或数天 1 次，休息或用硝酸酯类制剂后消失。

3. 心肌梗死 急性心肌梗死是冠状动脉急性、持续性缺血缺氧所引起的心肌坏死。临床上多有剧烈而持久的胸骨后疼痛，患者休息或用硝酸酯类制剂无效，常出现心肌酶增高和进行性心电图的改变，可并发心律失常、休克或心力衰竭，常可危及生命。少数患者疼痛位于上腹部，常误诊为胃穿孔等急腹症，而下壁心肌梗死常伴有恶心、呕吐和腹胀等。

4. 缺血性心力衰竭 是冠状动脉疾病引起的长期缺血和心肌冬眠，导致心肌局限性或弥漫性纤维化，造成心脏收缩和舒张功能受损，引起左心室扩大或僵硬，甚至出现心力衰竭。临床常表现为劳力性呼吸困难，伴有疲乏、虚弱症状，还会出现食欲低下、肝大和下肢浮肿等症状。

5. 猝死 心源性猝死在冠心病患者中最为多见。急性心肌梗死是心源性猝死的最主要原因，冠状动脉粥样硬化和心肌病变是发生猝死的基础，心肌一过性的功能障碍和电生理改变，是导致心搏骤停的原因，也有因为冠状动脉发育畸形、冠状动脉有炎症而发生猝死的情况。低血钾、不合理运动、用力排便、情绪激动、暴饮暴食、酗酒均是心源性猝死的重要诱发原因。

三、冠心病的发病基础

现已明确，动脉粥样硬化是心脑血管病的发病基础，是造成千万人死亡的元凶。引起动脉粥样硬化的原因复杂，它是动脉壁组织、血液成分（特别是单核细胞、血小板和低密度脂蛋白）、局部血流动力学、炎症、环境、性格和遗传等诸多因素相互作用的结果。

动脉壁的结构见图6-1。

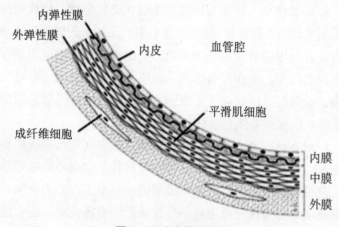

内弹性膜
外弹性膜
内皮
血管腔
平滑肌细胞
成纤维细胞
内膜
中膜
外膜

图6-1　动脉壁的结构

　　动脉血管的内膜表面有内皮细胞，完整的血管内膜腔可以形成"非血栓表面"；一旦内膜损伤，损伤处的内皮细胞就可以参与止血；同时可以合成和分泌血管舒张因子，如一氧化氮（NO）和前列环素；也可以分泌引起血管收缩的因子以调节血管的张力，如内皮素和血管紧张素Ⅱ。血管内膜可以调节血液和组织间物质的转运和交换，如被动扩散、离子载体、主动运输、胞吞、胞饮等。

　　动脉血管的中膜由平滑肌细胞组成，当血管内膜受损后，单核细胞进入内膜，被激活成巨噬细胞，它可以吞噬大量的脂质而转化为泡沫细胞，中层的平滑肌细胞随之迁移到内膜并出现局部堆积和增殖，造成血管狭窄。

　　造成动脉粥样硬化的机制尚不十分明确，主要有血脂浸润学说、内膜功能异常学说、内膜损伤反应学说、内膜炎症学说和血栓学说等。

众所周知，血脂异常在动脉粥样硬化形成过程中具有重要作用。人们早就知道，血脂高的人容易患动脉粥样硬化。

1908 年，俄国科学家用含胆固醇的食物（如鸡蛋黄、奶油等）饲喂家兔，第一次成功地制作了类似人类的动脉粥样硬化斑块模型。由此他得出结论，"没有胆固醇就没有动脉粥样硬化。"因此，用各种方法降低胆固醇成为动脉粥样硬化的预防措施，如减少胆固醇的摄入和使用他汀类药物。

动脉粥样硬化是一个连续发展的过程。在早期病理改变阶段，脂质与单核－巨噬细胞起着关键性作用。当机体血脂异常尤其是发生血管炎症或损伤后（常由高血压及吸烟等因素引起），低密度脂蛋白胆固醇向内皮细胞下浸润，单核细胞聚集，中膜平滑肌细胞增生，并进入内膜，由单核细胞及平滑肌细胞衍生而来的巨噬细胞在血管内膜下吞噬脂质并形成泡沫样细胞。当巨噬细胞或泡沫样细胞吞噬大量脂质后，血管内膜组织即可出现黄色条纹、增厚或隆起等。上述细胞吞噬脂质饱和后，无论其破裂与否，均可释放出大量的活性物质参与动脉粥样硬化的演变过程（图 6-2 和图 6-3）。

另外，内膜功能异常与内膜损伤也是引起动脉粥样硬化的重要原因。氧自由基及其介导的脂质过氧化反应与冠心病的发生发展密切相关。在心肌组织中超氧化物歧化酶和谷胱甘肽过氧化酶是清除自由基的主要物质；脂质过氧化物则是自由基引起组织损伤的最终产物，能直接反映体内自由基损伤的情况。脂质过氧化物及其代谢产物丙二醛可使生物膜的流动性减低，膜结构和功能损伤，引起细胞代谢紊乱和细胞死亡。尽管机体在氧化还原过程中，不断产生自由基，但在正常的机体内也存在着清除自由基的一系列物质，如过氧化氢酶等，所以在正常

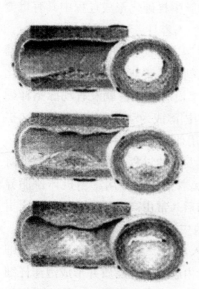

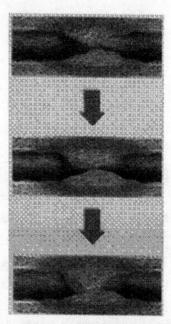

图 6-2　动脉粥样硬化斑块及
动脉狭窄

图 6-3　动脉粥样硬化斑块
引起血管阻塞

情况下，自由基对机体的损伤并不明显。在动脉粥样硬化斑块形成的过程中，受损组织释放了大量自由基和多种炎性因子，可以加重内皮损伤，促进氧化应激、脂质沉积等过程，还可以促使动脉粥样硬化斑块破裂。

　　另有研究发现，在急性心肌梗死的发生和发展过程中都有血栓因素的影响，大部分患者在冠状动脉粥样硬化的基础上会出现粥样硬化斑块破裂，诱发血小板聚集和血栓形成，使冠状动脉闭塞而发生心肌梗死；有些患者可能是由于冠状动脉持久痉挛而发生心肌梗死，并在此基础上形成血栓，从而使心肌梗死的范围扩大。有人测定了急性心肌梗死患者发病最初几小时冠状动脉内血栓的发生率，517 例确诊为急性心肌梗死的患者，在症状出现后 4 小时内进行冠状动脉造影和左室造影，发现约 90% 患者的冠状动脉内有血栓。

四、冠心病的发病概况

我国心血管病处于上升趋势，患者总数目前已达 2.3 亿，平均每 5 个成年人中即有 1 个人患心脏病，全国每年死于心血管病的患者有 350 万人。目前冠心病发病有年轻化趋势，临床上 30—40 岁的成年人经常有突发性心脏病的发生，甚至导致猝死。

吸烟、糖尿病、高血压、肥胖和高血脂均是心血管病的主要危险因素，年轻吸烟者心肌梗死的危险性增加 400%。因此改变不良生活方式即可以减少冠心病的发病率，采取一系列预防措施的美国、芬兰、比利时、法国、英国、爱尔兰等国家的冠心病胡发病率和死亡率均出现了明显下降。另外，戒烟和控制高血压也是降低冠心病发病率的有效措施。

五、冠心病的临床表现

1. **心绞痛型** 患者常会感到胸骨后有压榨感、闷胀感，不适常发散左肩、臂部、下颌、咽喉部、背部，持续 3～5min，用力、情绪激动、受寒、饱餐均会诱发。通常用硝酸甘油来缓解。

2. **心肌梗死** 梗死发生前 1 周左右患者常有前驱症状，如静息和轻微活动时即有发作的心绞痛，梗死时表现为持续性剧烈的压痛感、闷塞感、刀割样疼痛，疼痛位于胸骨后，部分患者可以放射到上肢、肩等部位。

心肌梗死导致的疼痛更严重、持续更久，休息和含化硝酸甘油不能缓解，有时在下壁心肌梗死时会出现上腹痛。

伴有低热、烦躁不安、多汗、冷汗、恶心、呕吐、头晕、疲乏无力、呼吸困难和濒死感，持续 30min 以上，甚至几个小时。

3. 无症状性心肌缺血型　这些患者临床无症状，心电图显示有缺血表现，常发生心律失常，这个类型往往被患者所忽视。

4. 心力衰竭和心律失常型　由于心肌广泛纤维化、心绞痛逐渐减少或消失，患者会出现心力衰竭的表现，如气急、水肿、乏力，还有心律失常等。

5. 猝死　患者急性症状出现以后 6 小时内突然发生心脏骤停可致猝死。

六、冠心病的治疗

1. 生活习惯改变　戒烟限酒，低脂低盐饮食，适当运动，保持良好心态。

2. 药物治疗

（1）硝酸酯类药物：可扩张冠动动脉血管主要药物是异山梨酯。

（2）抗血栓药物：主要药物是抗血小板聚集的阿司匹林和肝素。

（3）溶血栓药：常在急性心肌梗死发作时使用，主要药物是链激酶和尿激酶。

（4）抗心绞痛：通常是预防心律失常的药，可以减慢心率，降低血压，为 β 受体拮抗药，常用的有美托洛尔。

（5）钙通道阻滞药抑制钙离子进入细胞：抑制心肌收缩，扩张冠状动脉，如地尔硫草等，常用药物还有硝苯地平和氨氯地平等。

中药急救药，常用的有速效救心丸、麝香保心丸、复方丹参滴丸等。

3. 冠状动脉支架和搭桥术（冠状动脉旁路移植）　对于大多数稳定性心绞痛患者，首先选择药物治疗。药物控制不了，冠状动脉堵塞超过 70%～80% 以上者才考虑用支架和搭桥术。

4. 物理治疗　激光和毫米波治疗等，对可控的心绞痛可以起到辅助的治疗效果。

七、冠心病的易患因素

1. 年龄　冠心病是中老年人的常见病，40 岁以后发病，年龄每增加 10 岁，患病率就增加 1 倍。

2. 肥胖　肥胖者易患冠心病。

3. 高脂血症　高脂血症患者易患冠心病，特别是低密度脂蛋白含量高者。

4. 高血压　高血压患者的冠心病患病率是正常人的 2～3 倍，高血压血管内压力升高而损伤内膜，易促进血浆脂质在内膜中沉积，加速动脉硬化形成。

5. 吸烟　是冠心病的第三大危险因素。

6. 遗传因素　冠心病具有明显的遗传倾向。

八、冠心病的预防

根据以上易患因素，我们采取以下预防措施。

1. 合理饮食　不偏食、不过量、少吃高脂肪食物、多吃蔬菜水果，防止肥胖。

2. 生活规律，保持心态平衡　遇事心平气和，要宽以待人，遇事要想得开、放得下，对子女、金钱、名誉、地位和自己的疾病要坦然处之。

3. 适当锻炼　积极参与体育锻炼,但应尽量避免剧烈运动,据统计每 100 位心肌梗死患者有 4～5 位为运动诱发,冠心病患者运动不当还可以诱发多种心律失常。所以冠心病患者应以舒缓的运动项目为主,如步行、慢跑、骑自行车、打太极拳和做操等。

运动时应注意以下事项,避免危险发生。

(1) 运动前后避免情绪激动,因为激动时可使血液中儿茶酚胺增加,诱发心律失常。

(2) 运动前不宜过饱,过饱时,血液流到胃肠帮助消化,心脏血液相对减少,易引起心肌供血不足,引起心绞痛。

(3) 运动强度不宜过大,以微微出汗为宜,运动不超过30min,以免过度疲劳。

(4) 运动时间不宜过早,在上午 9:00—10:00 点开始为宜。

(5) 运动时不宜穿得太厚,太厚影响散热,心率快,会使心肌耗氧量增加,诱发心绞痛。

(6) 运动后不宜立即洗热水澡,热水澡使血管扩张、心脏供血相对减少,易引起心缓痛。

(7) 运动后避免吸烟,运动后心脏有一个易损期,尼古丁等作用易诱发心绞痛。

适当而有规律的运动,不但能促进全身血液循环、改善血管内皮功能、稳定斑块、降低血栓栓塞的风险,还能促进心脏侧支循环的建立,改善心功能,增加心脏储备能力,降低冠心病的发病和死亡率。

4. 多喝茶　据统计,不饮茶者冠心病发病率为 3.1%,偶尔饮茶则为 2.3%,常饮茶者(3 年以上)只有 1.4%。茶中的茶色素有显著的抗凝、促进纤维溶解、抗血栓形成等作用。

5. 不吸烟酗酒　烟可以使动脉收缩，促进动脉硬化，而酗酒则会使血压升高。

对已有冠心病危险因素（高血压、糖尿病、高脂血症）的高危人群，应当积极采取预防和治疗的措施。

九、冠心病的毫米波治疗

冠心病也就是缺血性心脏病，对人体健康有极大的影响，治疗上有一定难度，特别是心功能Ⅲ～Ⅳ级的缺血性心脏病，医学界一直没有更好的办法。

俄罗斯科学家发现毫米波照射可以改善血液循环，改善微循环，故对心脏病可能有好的效果。

科学家将大鼠用毫米波进行照射，发现这些动物血脂降低，自由基减少，大鼠的心肌梗死病情缓解。

有研究者对 45 例严重冠状动脉供血不足的患者进行毫米波照射治疗，45 例中 43 例的紧张性心绞痛属功能Ⅲ～Ⅳ级，2 例属于功能Ⅱ级。45 例中有 24 例在住院期间均曾有大面积穿透性心肌梗死，14 例有复发性心肌梗死，患者病程均超过 5 年，22 例患者均患有高血压。这些患者在治疗前 2～3 周均在安静时很小的活动或精神刺激时发生严重的心绞痛，患者每天舌下含服硝酸甘油片均不少于 6 片，有的甚至每日服用 40 片以上。综合所有抗心绞痛的治疗，包括静脉滴注硝酸甘油、抗凝药等均无任何效果，只能用镇静药、麻醉剂来缓解症状，只能维持很短时间，之后疼痛还会加剧，造成恶性循环，病情难以好转。

采用毫米波治疗，波长 7.1mm，功率密度 $10mW/cm^2$ 的毫米波，照射胸下部、坐位，每次照射 30min，每周 5 次，10～15 次为 1 个疗程。

其中有 1 例患者只做了 1 次，12h 内就产生疗效，心绞痛程度减轻，发作频率下降，患者自我感觉良好，虽效果神奇但仅是个案。45 例患者中 40 例均有一定效果，一般 1 个疗程中，4～5 次治疗后心绞痛症状得到明显改善，1 个疗程结束后即不用止痛药，每日服用硝酸甘油 1～2 片即可完全消除静止性心绞痛的发作，大大减少紧张性心绞痛的发作次数。26 例患者工作能力和体力负荷的耐受力增强，并能步行 1000m 以上，占 57.7%，14 例患者的心电图证明患者冠状动脉供血不足得到改善。

随访发现，在取得较好疗效的 40 例中，对 39 例进行 1～11 个月的随访，1 个月之内全保持疗效，3～4 个月后，有 28 例保持疗效，6～7 个月后 19 例仍有效果，10～11 个月后，11 例患者维持有效。

俄罗斯的科学家还对 47 例一般缺血性心脏病进行毫米波治疗，观察研究单用毫米波照射或综合组，发现用毫米波照射后无 1 例恶化，总有效率可达 90%，单用毫米波照射对 Ⅲ～Ⅳ 级紧张性心绞痛患者未显效，但加上药物治疗则有 80% 有效，说明严重的心绞痛患者，综合治疗效果更好。

凝血系统的破坏是冠心病发生的主要机制。有的学者让 22 例心绞痛患者长期服用硝酸盐，β 受体拮抗药和钙通道阻滞药均无效，分别用 5.6mm 和 7.1mm 的毫米波进行治疗，证明毫米波照射治疗心绞痛取得了良好的效果，对凝血系统的抗凝血功能有改善作用，如肝素水平有明显提高，抗凝血酶的活性提高。并且证明波长 7.1mm 的毫米波疗效优于波长 5.6mm 的毫米波。

因此，毫米波治疗除了对凝血系统的改善有帮助以外，还与血液流动状态的变化和冠状动脉壁的紧张度的影响有关，对冠状动脉硬化引起的冠状动脉狭窄也有影响，可以减少受损的动脉狭窄的程度。

Вабов 等以 59～63GHz（5.1～4.75mm）的毫米波作用于 112 例慢性冠状动脉供血不足，亚急性心肌梗死患者的心前区，患者的血流动力学发生变化，心电图、周围循环血流图及羟脯氨酸测定好转，以优动力型者疗效较好，高动力型患者疗效较差，低动力型患者疗效最差。

毫米波照射治疗冠心病患者的疗效很好，但在很多方面还不够，需要广大医务工作者进行更深入更细致的研究，以便能更快应用于临床，解除冠心病患者的病痛，降低患病率和病死率。

第7章 毫米波在脑血管病治疗中的应用

一、什么是脑血管病

脑是人体的司令部，它支配着人体的一切活动和感知。脑细胞的生存和活动是由脑血管内血液提供的氧和养料所保证的。各种原因造成的脑血液供应停止，都会导致相应部分的脑细胞死亡、脑组织坏死，这就是脑血管病，通常称为脑卒中。

脑卒中分为缺血性脑卒中和出血性脑卒中。缺血性脑卒中（包括短暂性脑缺血发作、脑梗死、脑栓塞），是由于脑动脉闭塞或被栓塞而造成相关脑组织缺血、坏死，从而引起的一系列持续时间不等的神经系统功能障碍，严重时可导致死亡。高血压、糖尿病、心脏病、高脂血症、吸烟、脑卒中等都会诱发急性脑梗死。出血性脑卒中是指某一脑血管破裂，血液进入脑组织，压迫、破坏该部位的脑组织。蛛网膜下隙出血（SAH）也是出血性卒中的一种类型，常由脑动脉瘤破裂引起。

脑卒中的临床症状和体征及其严重程度取决于脑内脑变部位和范围。轻者仅有轻微症状和体征，重者则可能出现昏迷，有生命危险。一般症状和体征包括言语困难、某一上肢或下肢活动不灵、感觉麻木、一侧肢体瘫痪等。出血性脑卒中还表现为突发头痛、喷射性呕吐等。其中缺血性脑血管病约占85%。目前，对缺血性脑血管病的治疗，除了超早期（发病6h以内）

溶栓和康复治疗以外，许多药物的治疗效果并不稳定。

脑梗死是指局部脑组织包括神经细胞、胶质细胞和血管由于血液供应的缺乏而发生坏死。血液供应障碍常由血管病变导致，管腔狭窄、闭塞，血流缓慢引起血液黏稠度增加，血小板活性增强，易形成血栓。缺血性脑血管病可通过一系列病理生理过程产生大量的氧自由基，不仅损伤局部脑组织，且损害血液中红细胞，引起血管壁和红细胞膜脂质过氧化，致使红细胞携氧能力下降，加重局部缺血缺氧作用，同时体内多种酶的活性下降，如 Na^+-K^+-ATP 酶、超氧化物歧化酶（SOD）和过氧化氢酶（CAT）等。急性脑梗死，如符合适应证，在 6h 内及时进行静脉溶栓治疗。此外，抗凝、降纤、抗血小板聚集、扩张血管等方法也很常用。如为大面积脑梗死，脑水肿颅内压增高，应予以脱水降颅压，保护脑细胞，调控血压，防治感染等措施。近十多年来，采用弱激光照射治疗脑梗死的治疗取得了较好的疗效。

二、脑血管病的分类

根据脑血管病的血管源性病因，可概括为两大类。①心血管系统和其他系统或器官病损，累及脑部血管和循环功能，如动脉粥样硬化、高血压性动脉改变、心源性栓塞以及炎症感染、血液病、代谢病、结缔组织病等，导致或伴发供应脑部血管的狭窄、闭塞，使局部缺血或因血管病损破裂而出血。②颅内血管本身发育异常、创伤、肿瘤，如先天性颅内动脉瘤、脑动静脉畸形、血管源性或其他颅内肿瘤和颅脑损伤所致。

临床上又常将脑血管疾病分为急性和慢性两种类型。①急性脑血管病，是一组突然起病的脑部循环障碍，表现为局灶性神经功能缺失，甚至伴发意识障碍，称为脑血管意外或脑卒中。②慢性脑血管病，是指脑部因慢性供血不足而导致的脑代谢障碍和功能衰退。症状隐匿，逐渐进展，如脑动脉硬化症、血管性痴呆症。

临床上依据病理过程及治疗原则不同又分为脑出血（脑实质出血及蛛网膜下腔出血）与脑缺血（脑梗死、脑栓塞及一过性脑缺血发作）。

三、脑血管病的危害

当代广泛的流行病学调查研究表明，脑血管疾病已是一种主要的致死、致残的常见病，与心脏病和恶性肿瘤构成人类致死的三大病因。在我国城乡的许多地区，脑卒中的患病率更是高居首位。在医院神经科住院患者中，脑血管病患者占1/4～1/2，若包括急诊科病例则比例更高。因此，脑血管病特别是卒中的防治已成为临床与医学研究中的一项重点课题。

四、影响脑血管病的危险因素

1. 年龄　脑血管病的发病率、死亡率与年龄成正相关，55岁以后发病率明显增加，每增加 10 岁，卒中发生率增加一倍。

2. 性别　男性的发病率高于女性。

3. 遗传因素　父母双方有脑卒中史，子女患脑卒中的风险增加 2～4 倍。

4. 高血压　血压和脑卒中呈正相关，当血压≥160/95mmHg时，脑卒中的风险是正常血压的 4 倍。

5. 糖尿病　糖尿病可使缺血性脑卒中的患病风险增加3.6 倍。

6. **吸烟**　可加速动脉粥样硬化、升高血浆纤维蛋白原水平，促进血小板凝聚，降低高密度脂蛋白水平，尼古丁还可以刺激交感神经使血管收缩，血压升高。吸烟可以显著增加缺血性脑卒中风险和出血性脑卒中风险。

7. **心血管疾病**　如心梗、扩张性心肌病等，特别是心房纤颤，可显著增加缺血性脑卒中风险。

8. **高脂血症**　可使缺血性脑卒中风险提高25%，高密度脂蛋白每增加1mmol/L，缺血性脑卒中风险就降低47%。

9. **无症状颈动脉狭窄**　它的发病率为1%~3.4%，如狭窄50%~99%，10年脑卒中发病率为9.3%，15年脑卒中发病率为16.6%。

10. **运动**　高强度锻炼可降低脑卒中死亡率27%，中强度的锻炼可降低脑卒中死亡率20%，所以适当运动对预防脑卒中有良好效果。

11. **膳食**　多吃蔬菜和水果，低钠、高钾摄入可降低脑卒中的风险。

12. **肥胖**　易患高血压、糖尿病、高脂血症，所以易患脑卒中，苹果形肥胖的患者比梨形肥胖更易患脑卒中。

13. **其他**　酗酒、药物、失眠、炎症、感染均会诱发脑卒中。

五、脑卒中发病的早期信号和预防

(一)早期信号

1. **眩晕**　突然头晕，看外界转动感，晃动感，有时伴有恶心、呕吐、心慌、出汗。

2. **短时间的语言困难**　突然之间舌头发笨、说话不清楚，短则几十秒长则几十分钟，甚至数十小时才恢复正常，恢复之后不留任何后遗症，这是脑血管病发生的前兆。

3. **突然的剧烈头痛**　头痛、头晕有时伴有呕吐，这时应立即测量血压，如果反复多次，就可能出现了脑出血。

4. **半身麻木**　应当考虑小血管出了毛病，有时伴有肢体无力。

5. **突然健忘**　把以前的事情完全忘记，遗忘时内心恐惧与局促不安。

6. **意识状态改变**　没有预感突然跌倒或伴有短期的神志不清。

（二）脑卒中的预防

1. **预防脑卒中**　首先要把脑卒中的危险因素降到最低。控制血压是预防脑卒中的重点，高血压患者应积极进行治疗，保持血压稳定。心态要平衡，少打牌、搓麻将、看激烈的电影和体育比赛，饮食要清淡有节制，戒烟酒，保持大便通畅。适当运动，散步、打太极拳等。降低血脂，防止肥胖、防止动脉粥样硬化，多吃蔬菜、水果。

2. **注意脑卒中的早期信号**　发现后要及早采取措施。

3. **注意气候变化**　注意保暖，防止高血压患者的情绪不稳，血压波动。

4. **注意补充水分**　晚餐到早餐之间的十几个小时，皮肤蒸发、排泄（呼吸、尿液、粪便等）使血液中水分减少，因而造成血液黏稠度高。如果不及时补充水分，同时又有高血压、高脂血症就很容易发生脑卒中。所以建议临睡前喝 200～300ml 水，夜间小便后喝 2～3 口水，约 100ml，晨起再喝 300～500ml 水，如果晚上怕影响睡眠，白天则需多次喝水，每次 100ml 左右，以保持体内水分，每日至少喝 6 杯水。常喝水的人脑卒中死亡的危险比不喝水的人低 50%。常喝水可以防止血液黏稠，减少血栓形成，还有促进新陈代谢，防止便秘，促进消化等作用。

六、脑卒中的毫米波治疗

[**研究1**] 俄罗斯的科学家用毫米波照射脑血管患者 102 例，以观察治疗效果。

当纤维蛋白同血浆纤维蛋白原 β 的比例大于 1/30 时就会下沉，使毛细血管的微循环发生障碍，形成血栓。

作者采用 4.9mm 或 7.1mm 波长毫米波照射肩关节，每日 1 次，每次 30min，照射 3 天后休息 2 天，10 天 1 个疗程，另外 17 例作为对照组，不照毫米波，其他传统治疗两组均一样。

实验结果证明，用 4.9mm 波长的毫米波照射脑损伤对侧的肩关节，或照射颈动脉区血液循环障碍脑损伤对侧的肩关节，其血浆纤维蛋白原 β 急剧减少。证明左肩关节（右肩关节）是引发血浆中纤维蛋白原 β 最明显减少的活动及照射区。大关节区作为毫米波照射治疗的作用区，是因为在大关节区有高密度的神经感受区，特别是鲁非尼小体，可起到独特的压电装置作用，还具有极化介质的性能。

因为左半球的脑血管疾病比右半球的多，所以治疗时右肩关节效果更好，因为右侧的颈总动脉中肌肉的自体调节更明显，所以右侧颈总动脉中央血流动力学机制表现更为明显，特别是与心脏的收缩有关，所以毫米波照射右肩关节区的疗效更好。

另外，在脊髓第 7 胸椎（T_7）段水平由右手（和右肩关节）产生的自由神经交配部分覆盖了对肝组织的自主神经控制，因此，毫米波照射的作用完全有可能从右肩关节区影响到大脑的微循环，从而对肝产生某些保健作用。

如果毫米波治疗配合药物对大脑受损性疾病进行治疗，如瘫痪和麻痹，协同作用受破坏，肌张力增高，语言能力和操作能力丧失等，相关功能常能得到迅速改善。另外，毫米波照射后，一般脑症状和颅内压具有减轻的趋势，尤其是在治疗颈动脉相关血管循环障碍方面疗效明显。

临床研究结果表明，采用毫米波照射糖尿病，还有大脑急性循环障碍因素造成的血糖过高，治疗后临床均表现为血糖正常化的倾向。

临床研究已证明，毫米波照射配合药物治疗，效果优于单纯传统疗法的 1.5 倍，而且未发现明显的不良反应。

脑血管病用毫米波治疗有效，动物试验结果还说明毫米波照射具有抑制癫痫病灶活性作用。

小儿脑性瘫痪用毫米波和药物综合治疗可以降低痉挛性肌肉的张力，改善其运动功能的语言功能。

有研究者观察 24 例痉挛性双侧瘫痪患儿。痉挛性瘫痪伴随有张力增高、脑积水结合征，并且有心理语言功能发育障碍，有 5 例存在抽搐准备状态阈值降低现象，患儿均可观察到病理性反射，肌腱反射性增高，12 例上肢肢端功能损坏，大部分患儿肌肉张力增高。

作者采用特定参数的毫米波进行照射，经 1 个月的综合治疗，均有明显效果，比单纯用药效果更好。经 5 次照射，大部分患儿肌张力降低，静止 – 运动功能好转。另外，语言功能和其他运动功能也提高 63%。患儿经过 10 次毫米波照射治疗，各种症状均有确切效果，只有 16% 的患儿无明显效果。其中有 5 例患儿进行脑电图检查，发现大脑皮层节律性增强及皮层下兴奋性降低，而这些指标在治疗以前长期毫无变化。

最近，上海黄浦区中心医院刘霞明等采用毫米波治疗面神经炎取得很好的效果，30 例中痊愈 18 例，显效 10 例，有效 2 例，总有效率为 100%。

　　以上研究表毫米波治疗神经系统疾病，不但对中枢神经疾患有效，而且对周围神经系统治疗也有效果。

第 **8** 章　毫米波在骨关节及软组织损伤治疗中的应用

骨、关节、软组织等创伤可以通过消炎、止痛等治疗方法加速修复过程。通过毫米波照射后可改善神经、内分泌及免疫系统的调节作用，促进细胞活化因子的释放。

一、骨关节疾病

常包括骨折、骨关节疾病、骨风湿病等疾病。

骨折多由于直接暴力、间接暴力或积累性劳损造成，为开放性或闭合性骨折表现畸形、异常活动和骨擦音。X 线片可以确定骨折类型和具体情况，局部伤口可以出现剧痛、肿胀、淤血，伤后出现运动障碍，临床治疗主要是复位、固定和功能训练。

骨关节炎是由诸多因素引起的关节软骨退化性损伤、骨关节狭窄、骨质增生等改变。临床表现为关节疼痛，早上起床时明显，活动多时疼痛可加重，关节可肿胀、压痛，活动时有摩擦声，严重者有肌肉萎缩和关节畸形。

骨关节疾病包括退行性关节炎、滑囊炎、滑膜炎、颈椎病、腰椎病、肩周炎、风湿性关节炎、类风湿关节炎、股骨头坏死等，其根本原因并非骨骼本身发生病变而是软骨等关节保护系统对关节保护能力的丧失。

急性期以消炎、止痛、抗过敏、制动为主，慢性关节破坏，严重时可行手术治疗。

据世界卫生组织统计，50 岁以上人群的骨关节疾病患病率为 50%，55 岁以上人群患病率为 88%，60 岁以上人群几乎 100% 有不同程度的骨关节疾病。全世界共有 3.55 亿骨关节疾病患者，每 25 人就有 1 人患关节炎。

过去治疗骨关节疾病常使用阿司匹林、皮质类固醇，但易引起肝、肾损害。现已发现葡萄糖胺的疗效更为显著，葡萄糖胺是人体内的一种含氨基的糖，存在于软骨和结缔组织各处。正常人可以自行合成，以补充关节滑液。

骨性关节病患者应注意防寒保暖，适当活动，进行一些热疗（如热水浴、理疗等）。

（一）脊椎病

俄罗斯 дровияннцкова 等人报道用毫米波照射 23 例脊椎病患者的痛点、肌肉紧张处、反射节段区、穴位，可使疼痛减轻，肌肉紧张度减轻，肢体运动恢复正常，电生理指标趋向正常。

（二）类风湿关节炎

[研究 1] 景德镇市康复医学门诊部汪蕾等报道，用毫米波作用于肾上腺区治疗类风湿关节炎 53 例，与常见药物治疗（53 例）对比。

作者用 8mm 毫米波作用于肾上腺区，两侧同时照射，电流 1.5A，功率 120mW，频率 36GHz，每日 1 次，各 20min，20 次为 1 个疗程，而对照组用常规药物治疗，20 次为 1 个疗程。

治疗结果：治疗组 I 级（可以做各种活动）好转 28 例，对照组 I 级好转 8 例；治疗组 45 例关节疼痛症状基本消失，而对照组则只有 15 例；治疗组 50 例中类风湿因子转阴者 45 例，而对照组

48 例中治疗转阴者 21 例;治疗组血沉快者 51 例,治疗后转为正常者 31 例,对照组血沉快者 51 例,治疗后转为正常者 31 例。

毫米波作用于肾上腺区,可通过向血中释放糖皮质醇,引起免疫抑制效应而减少抗体,调节自身免疫效应,提高肾上腺皮质功能,并由此发挥抗炎作用。

(三)椎间盘脱出

安徽省合肥市第三人民医院范寿兰等报道,用毫米波加穴位按摩治疗腰椎间盘突出症 20 例。结果疼痛麻木感消失,腰腿功能恢复 12 例。疼痛大部分消失,功能部分恢复 6 例。治疗感觉和功能无变化或加重 2 例。其中 1 个疗程显效 8 例,随访疼痛麻木感消失,腰腿功能恢复 8 例,1 年以上均无复发。

毫米波治疗的穴位以足太阳膀胱经为主,选秩边、大肠俞、环跳、委中、承山、涌泉和阿是穴,治疗后加按摩穴位 3~5 个,时间 20~30min,每日 1 次,10 次为 1 个疗程。

(四)骨折

毫米波治疗可以促进骨痂生长,加速骨折的愈合。主要因为毫米波治疗可以改善骨折端的微循环,增进新生血管形成,促进骨盐沉着和骨痂生长,从而加速骨折愈合。

陕西省宁强县骨科医院宋明银用毫米波治疗骨折后炎性水肿吸收、伤口愈合、骨痂形成。共治疗 88 例骨折患者,随机分为常规治疗组(抗菌、消炎)和毫米波治疗组(常规治疗+毫米波治疗),共进行 28 天(4 个疗程)。结果显示毫米波治疗组与常规治疗组相比,水肿提前 2.4 天消退,伤口愈合缩短 2.2 天,骨痂形成提前 5 天,故认为毫米波治疗可促进骨折伤口炎性消退、骨痂形成和伤口愈合。

（五）颈椎病

[研究2] 河南省人民医院蔡西国等用毫米波结合牵引疗法治疗椎动脉型颈椎病，作者将 72 例椎动脉型颈椎病患者随机分为观察组 36 例（毫米波结合颈椎牵引）和对照组 36 例（推拿、牵引法治疗），治疗 4 个疗程后进行比较（表 8-1）。

表 8-1　两组疗效比较

组别	例数	痊愈	好转	无效	痊愈率(%)	有效率（%）
观察组	38	23	14	1	60.53*	97.37*
对照组	38	14	20	4	36.84*	89.47*

*. $P < 0.05$

结果表明，观察组的痊愈率和有效率均高于对照组，证明毫米波结合颈椎牵引疗法对椎动脉型颈椎病的疗效更佳。

[研究3] 山东大学山东聊城市人民医院章岩等报道，将 80 例交感型颈椎病随机分为两组。治疗组采用毫米波＋牵引＋调制中频电治疗，对照组采用超短波＋牵引＋调制中频电治疗，两组均配合药物治疗，观察两组患者治疗后的即时疗效和 6 个月的复发率。

治疗结果（表 8-2，表 8-3）：治疗组治愈率为 62.5%，对照组治愈率为 40%，两组比较有显著性差异（$P < 0.05$）。治疗后 6 个月随访治疗组治愈和显效患者，未发现复发病例，而对照组在 6 个月内有 4 例复发，两组复发率比较有显著性差异（$P < 0.05$）。

表 8-2　治疗组与对照组治疗前后疗效比较

组别	例数	CASCS 评分	治愈	显效	有效	无效	治愈率(%)
治疗组	40	93.12±4.4	25	10	5	0	62.5*
对照组	40	90.02±4.8	16	14	8	2	40.0

*. 与对照组比较，$\chi^2=4.05$，$P < 0.05$

表8-3 治疗后6个月随访两组患者复发率比较

组别	例数	未复发例数	复发病例数	复发率（%）
治疗组	35	35	0	0*
对照组	30	26	4	13.3

*. 与对照组比较，χ^2=4.97，$P < 0.05$

（六）网球肘

[研究4] 江苏仪征市十二圩卫生院陈时晋用毫针短刺加毫米波治疗网球肘（表8-4）。观察组50例，用毫针短刺肱骨外上髁处阿是穴再用毫米波照射阿是穴30min，每日1次，10次为1个疗程，中间休息5天再进行第二疗程。对照组34例毫针刺入合谷、手三里、曲池穴，平补平泻手法，留针30min。

表8-4 两组疗效比较

组别	例数	痊愈	有效	无效	有效率（%）
观察组	50	39（78）	10（20）	1（2）	98*
对照组	34	12（35）	16（47）	6（18）	82

*.经统计学处理 χ^2=21.2，$P < 0.01$，具有显著性差异

[研究5] 同济大学附属铁路医院唐维桢用毫米波治疗网球肘患者57例，另外还用红外线治疗网球肘患者60例作为对照组。每日1次，每次30min，10次为1个疗程。

治疗结果：其中毫米波组治愈8例，显效32例，好转14例，无效3例，治愈显效率为70.2%；红外线组治愈6例，显效21例，好转25例，无效8例，治愈显效率为45%。经统计学处理，治愈显效率χ^2=7.57，$P < 0.01$，差异显著，毫米波组疗效明显高于红外线组。

（七）肩关节周围炎

有学者用毫米波治疗肩关节周围炎患者 68 例，其中治愈 22 例（32.35%），显效 46 例（47.65%），总有效率 100%。

二、软组织炎症

毫米波治疗炎症性疾病已被证明是有效的，不但症状能得到减轻，而且能促进机体彻底的康复。

（一）皮肤炎症

浙江医科大学附属二院张桂芬等，以 8.3mm 毫米波治疗毛囊炎、疖、淋巴结炎、伤口感染等患者 42 例，平均每人治疗 8.43 次，总有效率可达 86%，与 20 例脉冲超短波治疗组对比，效果更明显（表 8-5）。

表 8-5　毫米波和脉冲超短波治疗炎症的疗效

组别	例数			
	痊愈（%）	显效（%）	有效（%）	无效（%）
毫米波	9（22）	16（38）	11（26）	6（14）
脉超	4（20）	5（25）	7（35）	4（20）

研究者用毫米波照射小鼠后，其白细胞的吞噬能力与对照组相比差异有显著性（$P < 0.01$）。

（二）肌纤维组织炎

肌纤维组织炎是运动系统的肌腱、筋膜、肌纤维组织的病变，为常见病，好发于腰背、骶髂、颈肩等部位，表现为疼痛、肿胀、肌紧张、皮下小节、姿势异常和功能障碍。

景德镇第一医院江一琦用毫米波治疗 300 例患者，另用红外线治疗 90 例作对比。其输出功率 40～140mW，功率密度＜10mW/cm^2，每日 1 次，每次 30min，15 次为 1 个疗程。毫米波治疗组治愈 174 例占 58.0%，显效 72 例，占 24%，好转 48 例（16.0%），无效 6 例（2.0%），总有效率为 98.0%。红外线治疗组 27 例（30%），显效 14 例（15.6%），好转 34 例（37.8%），无效 25 例（27.8%），总有效率为 72.2%。

两者比较 χ^2=16.53，P ＜ 0.01，差异有显著性。毫米波治疗效果明显优于红外线组，这是因为毫米波治疗时能产生谐振运动，局部血流增加，使局部循环增强，从而加速新陈代谢，解除肌肉痉挛。

（三）静脉炎

静脉炎由静脉穿刺或静脉穿刺留置的套管针感染造成，特别在套管针留置期间静脉炎发生率居高不下，其发生率在 30% 左右。浙江大学医学院附属第二医院消化科董佩芳等用毫米波治疗静脉炎，频率 31.9GHz，功率密度 8mW/cm^2，照射留置针穿刺处每日 2 次，每次 20min，结果见表 8-6。

表 8-6　两组患者静脉炎发生情况比较

组别	例数	无静脉炎		Ⅰ度静脉炎		Ⅱ度静脉炎		Ⅲ度静脉炎		总发生率（%）
		例数	百分比（%）	例数	百分比（%）	例数	百分比（%）	例数	百分比（%）	
实验组	306	275	89.5	22	7.2	9	2.9	0	0	10.1
对照组	302	218	72.2	43	14.3	30	9.9	11	3.6	27.8

（四）各种炎症

毫米波的非热效应对某些疾病的治疗具有不可取代的作用，如烧伤、烫伤、急性炎症、丹毒等均不宜做热疗，但毫米波不受限制，随时可以治疗。毫米波治疗不但可以消除烧伤和各种感染引起的渗出水肿，还可以使白细胞和淋巴细胞增加，使其吞噬能力增加，还能改善周围循环，使血管扩张、血流增加、改善局部营养和代谢，使炎性病理过程逆转，提高机体的抗炎能力。

上海黄浦区中心医院陈慧珍等用毫米波对各种炎症进行治疗，取得了一定效果。共治疗 1466 人次，最长治疗次数为 30 次，最短为 1 次，平均 11～12 次，共治疗 131 例炎症（表 8-7），每日 1 次，每次 20～30min，10 次为 1 个疗程。

表 8-7　131 例炎症的临床疗效统计

病名	治愈	显效	进步	无效	自停	小计	有效率（%）	显效率（%）
周围性面神经炎	26	10	21	1	8	66	92.28	62.07
伤口延期愈合	5	4	5		2	16	100	64.29
颞颌关节功能紊乱	4	9	4			17	100	47.06
慢性咽炎		1	5		1	7	85.71	16.67
炎性肿块	1	4	2	1		8	100	71.43
急性扭伤		2	2			4	100	50
小腿血肿		2	1	1		4	75	50
术后粘连		1	2			3	100	33.33
腱鞘炎、网球肘		1	3	1		5	80	20

北京垂杨柳医院高忠俊也对 216 例各种炎症进行毫米波治疗，如术后感染、皮下感染及炎性肿块、扁桃体炎、下颌关节炎、中

耳炎、牙周炎、腱鞘炎、丹毒、附睾炎、附件炎、前列腺炎等。毫米波治疗后，其显效治愈率为87.3%，总有效率94.2%。

（五）面神经炎

上海黄浦区中心医院报道用毫米波治疗面神经炎42例，与红外线治疗30例进行比较。结果毫米波治疗组痊愈率达69%，有效率达100%，而红外线组痊愈率仅为33%。经统计学处理 $P < 0.01$，两组差异有显著性。

三、软组织损伤

应用毫米波治疗软组织损伤（如扭伤、挫伤等），可以缓解疼痛，减轻水肿，而无不良反应。

[研究6] 南京军区福州总医院吴清欣等报道，用 8mm 的毫米波治疗急性软组织扭挫伤60例，全部有效，治疗显效率88.5%。

作者将急性软组织扭挫伤患者分为三组。毫米波组64例，分米波组65例，红外线组62例。三组治疗部位均以胸背腰和踝关节居多，毫米波 1~12 次，分米波 2~24 次，红外线 3~22 次。毫米波治疗时间为 20~25min，每日1次，6~10 次为1个疗程（表8-8）。

表8-8 毫米波等治疗急性软组织扭挫伤结果分析

	例数	治愈（%）	显效（%）	好转（%）	无效（%）	平均治疗（天）
毫米波	60	41（68.3）	12（20.0）	7（11.7）		5.1
分米波	65	5（7.0）	38（58.5）	1	8.9	
红外线	62	14（22.6）	19（30.6）	27（43.5）	2（3.3）	8.3

由表可见，治疗显效率毫米波组为88.3%，分米波组为65.5%，红外线组为53.2，经统计学处理结果分别为 $P < 0.05$（$t=2.196$）和 $P < 0.01$（$t=4.411$），毫米波优于分米波和红外线，治疗时间也缩短。

[研究7] 上海体育学院附属竞技体校徐光辉，用毫米波治疗运动员的软组织损伤39例，每次30min，每日1次，39人中最少做1次，最多做10次，平均6~7次。治疗急性扭伤、拉伤、挫伤、消肿止痛、骨裂愈合方面均有显著疗效，一般经2~3次治疗即可消肿、减轻疼痛，痊愈率为100%。但对运动员软组织劳损、陈旧性损伤的疗效一般，但运动员边治疗边训练能达到上述效果已经很理想。

[研究8] 解放军总医院黄孝宽等报道，用毫米波治疗颈肩软组织损伤共48例，其中包括颈软组织损伤25例，肩软组织损伤23例，最少治疗3次，最多12次，平均7.8次。

毫米波的频率为37.5GHz，波长8mm，治疗时间每次20min，每日或隔日1次，6~12次为1个疗程。

治疗结果：治疗后痊愈20例（41.7%），显效17例（35.4%），好转9例（18.8%），无效2例（4.1%）（表8-9）。

表8-9　两组疗效比较

组别	项目	痊愈	显效	有效	无效
治疗组	颈部软组织损伤	13	10	1	1
	肩部软组织损伤	7	7	8	1
	例数	20	17	9	2
	占比（%）	41.7	35.4	18.8	4.1
对照组（按摩推拿）	颈部软组织损伤	4	8	10	3
	肩部软组织损伤	4	9	9	1
	例数	8	17	19	4
	占比（%）	16.7	35.4	39.6	9.3

经统计学处理，两组间疗效有显著性差异（χ^2=9.38，$P <$ 0.05），治疗组疗效高于对照组。

这两组中毫米波组痊愈和显效率为77.1%，有效率为95.9%，而对照组（按摩组）痊愈和显效率仅为52.1%，有效率为91.7%。经统计学处理，两组有显著性差异（χ^2=9.38，$P <$ 0.05），治疗组疗效高于对照组。

[研究9]首都医科大学宣武医院金维豪报道用毫米波治疗30例软组织扭伤（包括颞颌关节功能紊乱、踝关节扭伤、网球肘），其显效率为63.3%，总有效率为90%。

四、伤口和溃疡

国内外许多学者进行了毫米波治疗伤口的临床试验，均获得好的疗效。

上海仁济医院妇产科以毫米波照射剖腹产术后伤口，可提前1～2天拆线，伤口Ⅰ期愈合。上海瑞金医院刘耀亮等治疗7例Ⅲ度烧伤后14～73天的创面，经毫米波照射后，肉芽组织转红，渗出减少，感染减轻。表明毫米波治疗可促进肉芽生长，伤口愈合。

福建省三明市第二医院王淑娟用毫米波治疗术后伤口不愈、体表溃疡、褥疮、痔疮、痔疮术后瘘管（分别为14例、67例、3例、10例、1例）（表8–10），取得良好的效果。

表8–10　治疗结果

分类	例数	痊愈	显效	好转	无效	治疗次数
术后伤口不愈	14	14	0	0	0	10～25
体表溃疡	67	67	0	0	0	10～25
褥疮	3	2	1	0	0	20～25
痔疮	10	8	2	0	0	5～10
痔疮术后瘘管	1	1	0	0	0	15

第 9 章 毫米波在慢性前列腺炎和前列腺增生治疗中的应用

一、什么是慢性前列腺炎

慢性前列腺炎是一种常见的泌尿生殖系统疾病，主要包括慢性细菌性前列腺炎和非细菌性前列腺炎两类。其中有 50% 的男性患者会出现前列腺炎的症状，其病因可能是感染、炎症和异常的盆底神经肌肉活动的共同作用。

常出现的症状有男性性功能减退，头晕、乏力、尿频、尿急、尿不尽等症状，尿浑浊或大便后尿道口有白色液体流出，有时出现阴茎、睾丸及腹股沟部疼痛，伴有早泄、阳痿、失眠。

二、什么是前列腺增生

前列腺增生的发病率逐年增加，其病因还不太清楚，但和吸烟、肥胖、酗酒、家族史和地理环境有关系。

前列腺肥大的临床表现有尿频、夜尿增多，50%～80% 的患者有尿急或急迫性尿失禁、排尿延缓、排尿时间延长、尿细而无力、有排尿不尽的感觉，常伴有血尿、泌尿感染、膀胱结石、肾损害等。一般直肠指诊就可以诊断，必要时可以做 B 超检查、尿液检查等。手术是前列腺增生的重要治疗方法，药物治疗往往效果不好。

三、慢性前列腺炎和前列腺增生的毫米波治疗

[研究 1] 复旦大学附属中心医院徐志军用毫米波治疗慢性前列腺炎患者 100 例。经 1 个疗程治疗 92 例，2 个疗程治疗 8 例，并随访 3 个月，痊愈 14 例，显效 24 例，好转 52 例，无效 10 例。

其主要治疗方法是毫米波照射，频率 32～38GHz，输出功率 80～140mW，功率密度 3mW/cm²。治疗前排二便，取侧卧位，将辐射头套上安全套，并涂上润滑剂（超声乳剂），缓慢插入直肠，辐射面朝向前列腺，每日 1 次，每次 30min，10 次为 1 个疗程，治疗时不用其他治疗方法。

结果显示，将探头插入直肠照射前列腺能有效地治疗慢性前列腺炎。研究中发现，毫米波对Ⅲ型前列腺炎的治疗效果优于Ⅱ型前列腺炎。

[研究 2] 近年来，有学者用非侵入性毫米波对 12 例前列腺炎和 18 例前列腺增生患者进行治疗。4～5 次治疗后患者症状明显改善，18 例前列腺增生患者中有 17 例有效，12 例前列腺炎患者全部有效。

[研究 3] 有学者用毫米波经直肠直接照射前列腺，振荡频率 30～40GHz，辐射功率在 100mW 以内，治疗时间每次 30min，每日 1 次，10 次为 1 个疗程，治疗期间停用其他前列腺治疗药物，共治疗 22 例前列腺肥大患者。

治疗结果：显效 14 例（67.6%），好转 8 例（32.4%），有效率为 100%，其中 1 例尿潴留置导尿管患者，拔掉导尿管后接受毫米波治疗 2 次，即能自行排尿，同时尿频症状也好转，每晚夜尿 2 次，且排尿通畅利落。

另 1 例患者控尿能力差、尿频、排尿无力、淋漓不尽，常

尿湿衣裤和被褥，难以入睡，经毫米波治疗 3 次，小便可以控制，夜尿仅 2 次。

　　毫米波治疗慢性前列腺炎和前列腺增生，能改善症状，简便易行，疗效显著，患者易于接受。

第10章 毫米波在烧伤治疗中的应用

CHAPTER 10

一、什么是烧伤

一般指热力，包括热水、热油、热汤、热的固体等引起的组织损害，化学物质（酸、碱等）以及电流、放射线、激光等造成的组织损害和烧伤有类似表现的也归入烧伤治疗范畴，如皮肤、黏膜、皮下、黏膜下、肌肉、骨、关节，甚至内脏，烧伤的面积一般分为9等份：头面颈部为9%，双上肢为2个9%，躯干前后（各占13%）及会阴（占1%）为3个9%，双下肢包括臀部为5个9%+1%（46%）。

二、烧伤的分度

1. Ⅰ度烧伤　红斑性烧伤，仅在表皮部分，一般3～5天即愈合，不留瘢痕。

2. 浅Ⅱ度烧伤　表现为创面出现散在的大水泡，水泡破裂后形成伤口，伤口红润有光泽，触痛、灼痛比较明显。伤及表皮及部分乳头层，生发层部分受损，皮肤的再生有赖于残存的生发层及皮肤附件，如汗腺及毛囊的上皮增殖，这种烧伤如无继发感染，一般经过1～2周即愈合，亦不留瘢痕。

3. 深Ⅱ度烧伤　表现为散在的小水泡，水泡脱皮后，真皮外露，真皮是红白相间的创面，疼痛不如浅Ⅱ度烧伤，一般为钝痛。烧伤深及真皮乳头层以下，但仍残留部分真皮及皮肤附件，愈合依赖于皮肤附件上皮，特别是毛囊突出部内的表皮祖细胞的增殖，如无感染，一般需3～4周自行愈合，常留有瘢痕，临床变异较多，浅的接近浅Ⅱ度，深的则临界Ⅲ度。

4. Ⅲ度烧伤　烧伤深及肌肉、骨骼甚至内脏器官，烧伤处皮肤苍白甚至形成焦痂，伤口周围血管栓塞，呈树枝样改变，这类烧伤疼痛不明显，创面修复依赖于手术植皮和皮瓣修复，严重者需截肢。

根据烧伤程度又分为以下两类。

(1) 浅度烧伤　创面在伤后21天内自行愈合的烧伤，包括Ⅰ度烧伤和浅Ⅱ度烧伤。

(2) 深度烧伤　创面自行愈合需要21天以上的烧伤，包括较深或伴感染的深Ⅱ度烧伤，Ⅲ度烧伤和Ⅳ度烧伤需要手术治疗。深Ⅱ度烧伤表皮发白或棕黄，去除坏死皮后，创面微湿或红白相间，感觉迟钝，可见粟粒大小的红色小点，一般需3～4周愈合。Ⅲ度烧伤局部表现可为苍白、黄褐色、焦黄，严重者呈焦痂或炭化，皮肤失去弹性，触之硬如皮革，干燥无渗液，感觉差，需要手术植皮治疗，愈合后有瘢痕。

根据烧伤程度分为以下四类。

(1) 轻度烧伤　Ⅱ度烧伤面积在9%（占体表面积）以下的，不用治疗，用冷水清洗，用碘伏消毒或消炎药膏避免感染发生，一般一周内可自愈。

(2) 中度烧伤　成人烧伤面积在11%～30%（小儿5%～15%）或Ⅲ度烧伤面积在10%以下（小儿5%以下），并且无吸入性损伤或者严重并发症的烧伤。

(3) 重度烧伤　成人烧伤面积在31%～50%（小儿16%～

25%）、Ⅲ度烧伤面积在 10%～20%（小儿 10% 以下），或成人烧伤面积 10%～19%（小儿不足 16%）的烧伤。但有下列情况之一者：①全身情况严重或有休克；②复合伤（严重创伤、冲击伤、放射伤、化学中毒）；③中重度吸入性损伤；④婴儿头面部烧伤超过 15% 均列为重度烧伤。

（4）特重烧伤　烧伤总面积达 50% 以上或Ⅲ度烧伤面积在 20% 以上。

三、烧伤的毫米波治疗

[研究 1] 上海瑞金医院刘耀亮用毫米波治疗小面积Ⅲ度肉芽创面患者 7 例，这些患者因拒绝手术或病情暂不能手术植皮，自愿接受毫米波照射治疗。

所用毫米波的频率 32～38GHz 可调，输出功率为 40～140mW，功率密度 < 10mW/cm^2，一般照射肉芽创面的中心，但不连续的创面或面积较大的肉芽面则选择用双点照射，每日 1 次，每次 30min。

7 例患者 8 处创面，经毫米波照射后，肉芽转红，渗出减少，疼痛逐渐减轻或消失。在治疗过程中未见肉芽组织变苍白、水肿或老化现象，亦未发现创面感染和交叉感染。

6 例患者 7 处创面，经毫米波照射 25～60 天，创面完全愈合。另 1 例伴有剥脱性皮炎，毫米波照射 35 天后，创面缩小至 87.93cm^2（占原创面面积 25.7%），此时剥脱性皮炎已控制，全身状态允许手术，术后自体皮存活良好，创面愈合。

作者观察后发现：

（1）双点照射促进上皮增殖作用优于单点照射。

（2）无残存上皮的创面，毫米波能促使创面周边表皮增生，加速创面愈合，缩短愈合时间。

（3）不同部位的创面用毫米波照射，其愈合速度也不同，其顺序为手＞上肢＞大腿＞足＞小腿下 1/3，这与该部位的微循环情况有关。

（4）创面经毫米波照射后，创面愈合的速度 0.68～7.26cm²/ d，先出现上皮岛，以后逐渐扩展→融合→创面愈合。

[研究 2] 解放军 304 医院张淑兰用毫米波照射小面积Ⅱ度以上的烧伤创面，每日 2 次，每次 30min，共治疗 13 例患者。13 例患者中深Ⅱ度以上创面 6 例。经毫米波照射后有 4 例愈合，一般愈合时间为 6（12 次）～22 天（44 次），平均治愈时间为 12 天。另 2 例因其他原因中止治疗，其他 7 例为浅Ⅱ度，经治疗全部愈合，治愈时间为 7.6 天。

总的治愈率为 84.82%，总有效率为 100%。

研究者体会到毫米波治疗对烧伤创面有良好的治疗效果。特别是创面的渗出液多少，平均在 3 天左右均减少或消失，创面呈干燥结痂状态。

Ⅲ度的烧伤，局部形成无痛性皮革状焦痂，伴有树枝状血管栓塞，一般采用手术或药物脱痂，需 3 周左右，脱痂后形成肉芽的创面，无皮岛可见。大于 3cm² 的肉芽组织愈合速度很慢，有的形成溃疡长期不愈合，给患者带来很大的痛苦。

但毫米波治疗时产生的非热效应，可对细胞组织产生低能高频率谐振而改善微循环，促进烧灼创面愈合，使创面内上皮细胞及创面周围的表皮细胞增殖，加速创面重新上皮化。可见毫米波疗法是一个很有前途的烧伤治疗方法，但需进一步进行临床观察和研究来完善。

第11章 毫米波在妇科炎症和外阴白色病变治疗中的应用

毫米波作用于下腹部可以治疗盆腔炎、附件炎、炎性色块等，可缓解疼痛、消散炎症，使炎性色块缩小。

一、盆腔炎

盆腔炎是指女性生殖器官及周围组织（子宫、输卵管、卵巢子宫旁组织及盆腔膜）发生的炎症，常累及邻近组织。

患者多有下腹痛、发热、阴道分泌物增多等症状，常用抗生素治疗，必要时手术治疗，而毫米波治疗可以作为辅助治疗手段。

[研究1] 四川大学华西医学中心唐小丽等报道，用毫米波治疗女性急、慢性盆腔炎，可达到优于药物的治疗效果。

作者将60例急慢性盆腔炎患者分为两组治疗。一组为毫米波治疗：每日2次，加用先锋霉素Ⅴ0.5g，肌内注射，每日2次，共治疗3天，毫米波频率42.19GHz，输出功率60～80mW，波长为7.1mm，照射时间为30min，10次为1个疗程。

一组是药物治疗：先锋霉素Ⅴ0.5g，肌内注射，每日2次，共治疗7天，甲硝唑0.5g，静脉滴注每日2次，治疗7天。

治疗结果：毫米波组30例，治愈19例，好转9例，总有效率93.3%，平均照射次数10.5次，时间5～6天。药物组30例，治愈13例，好转10例，总有效率76.7%，平均用药7天，毫米波组总有效率高于药物组（$P < 0.05$），且疗程短，见效快，无不良反应。而药物组有 18 例出现食欲下降、恶心等药物不良反应（表 11-1）。

表 11-1　临床症状及医学指征比较（n=30）

观察项目	照射组			药物组			P
	治疗前	治疗后	治愈率（%）	治疗前	治疗后	治愈率（%）	
发热	6	0		7	0		
腹痛	14	2	87.5	12	5	70.6	< 0.05
尿频尿急	6	1	85.7	5	1	83.3	
月经异常	7	3	70.0	6	4	60.4	
腹部压痛	15	2	88.2	18	8	69.2	< 0.05
阴道穹窿触痛	9	2	81.8	12	5	70.6	
阴道分泌物异常	18	2	90.0	16	6	70.7	< 0.05
血白细胞计数	21	3	87.5	19	3	86.4	
盆腔色块	13	2	86.7	15	8	65.2	< 0.05

[研究 2] 解放军第 82 医院江苏淮安张小平，采用抗生素配伍中药保留灌肠，并用毫米波腹部照射治疗盆腔炎 30 例。

治疗结果：两组血白细胞恢复正常时间无显著性差异（$P > 0.05$），两组腹痛腰酸痛消失，盆腔积液、附件增粗消失且有显著性差异（$P < 0.01$）（表 11-2）。

表 11-2　两组临床疗效比较（天，$\bar{x} \pm s$）

组别	例数	症状消失时间	WBC 恢复正常时间	盆腔积液、附件增粗消失时间
观察组	30	6.92±2.04[*]	6.40±2.79	8.43±3.38
对照组	20	9.12±3.43	6.67±3.20	10.5±5.12

[*]. 与对照组比较 $P < 0.01$

二、外阴白色病变

外阴白色病变指女阴皮肤黏膜营养障碍而致的组织变性及色素改变，因原因不明，可能与自身免疫性激素缺乏或性激素受体下降等有关，外阴鳞状上皮增生可能与外阴潮湿、分泌物长期刺激导致外阴瘙痒和反复搔抓有关系。

临床表现：外阴奇痒持续 2～3 个月甚至达 20 年之久，如伴有滴虫性或霉菌性阴道炎则更痒，常造成皮肤黏膜破损或感染，局部皮肤色素减退、水肿、破裂和表浅溃疡。

常用药物：丙酸酮酸油膏、激素类软膏等，治疗往往效果不好。

[研究 3] 北京同仁医院张如昉用毫米波治疗 30 例外阴白色病变，治疗 10 个月，5～10 个疗程，取得较好效果。其中增殖型 8 例，萎缩型 12 例，混合型 10 例，采取毫米波治疗的波长为 4.9mm，功率密度 2.5mW/cm^2，每日 1 次，每次 40min，10 次为 1 个疗程，连续照射 3～5 个疗程。

治疗结果：30 例中有 20 例不同程度好转，自觉瘙痒减轻或消失，其中显效 2 例，占 6.7%，有效 18 例，占 60%，无效 10 例，占 33.3%，总有效率为 66.7%。

[研究 4] 唐山人口调控医疗技术科研中心治疗 68 例患者，其中增殖型 37 例，萎缩型 3 例，混合型 28 例。

治疗结果：治愈 3 例占 4.4%，显效 23 例，占 33.8%，有效 42 例，占 61.8%，总有效率为 100%。

[研究 5] 佳木斯中心医院隋玉惠等用毫米波治疗外阴白色病变 20 例，总有效率为 66.7%。这种疗法相对其他治疗方法而言，取得的疗效较好，也是患者乐于接受的方式。

第12章 毫米波在恶性肿瘤治疗中的应用

我们常说的癌是指起源于上皮组织的恶性肿瘤，起源于间叶组织的恶性肿瘤称为肉瘤。一般人们所说的"癌症"习惯上泛指所有恶性肿瘤。

肿瘤是机体在各种致癌因素的作用下，组织细胞异常增生和高度分化而形成的新生物。新生物一旦形成，就不会因病因消除而停止生长，其生长不受正常机体的生理调节，还会破坏正常组织与器官。恶性肿瘤生长速度快，呈浸润性生长，易发生出血、坏死、溃疡等，还经常向远处转移，导致人体消瘦、无力、贫血、食欲缺乏、发热等。

一、癌症的病因

80%的癌症与环境有关，也与遗传因素有关。

1. 环境因素　包括化学因素，如亚硝胺等引起胃癌。

2. 物理因素　如紫外线、X射线等，可引起皮肤癌等。

3. 生物因素　主要是病毒感染，如乙肝病毒引起肝癌。

4. 遗传因素　如胃癌、乳腺癌等都与遗传因素有关，对致癌因子敏感。

另外，癌症的发生也与免疫因素、内分泌因素有关，如雌激素与乳腺癌存在关系。

二、癌症的局部表现

1. **肿块**　表面不平衡，生长迅速，体表和深处可以触摸到，转移时可导致淋巴结肿大。

2. **疼痛**　肿瘤压迫神经可以引起局部疼痛，特别是晚期疼痛难以忍受，一般止痛药效果差。

3. **溃疡**　肿瘤生长过快，供血不足而造成组织坏死，形成溃疡，呈菜花样、火山口样改变。

4. **出血**　由于癌组织侵犯血管或癌组织小血管破裂而产生，如肺癌患者可出现咯血，胃癌患者可出现呕血、便血，泌尿系统癌症可尿血等。

5. **梗阻**　癌组织迅速生长压迫空腔脏器造成梗阻，如食道癌可使吞咽困难，胆道癌可出现黄疸、膀胱癌、排不出尿等。

三、癌症的全身表现

癌症早期无明显全身症状，常见消瘦、无力、低热、贫血等症状，癌症晚期则出现恶病质状态，没有食欲、极度无力、消瘦，长期卧床不起。癌症生长部位不同也会导致临床症状的不同，如肾上腺嗜铬细胞瘤可引起高血压，甲状旁腺肿瘤引起骨质的改变。

四、癌症的检查

通过各种辅助检查可以确定是否患上了癌症。

1. **血清肿瘤标志物的检查**　如酶、激素、糖蛋白或肿瘤代谢产物的检查，如甲胎蛋白不正常可提示肝癌，癌胚抗原（CEA）在胃癌时可出现增高。

2. X 射线检查　如钡剂检查可显示食管癌、胃癌。

3. CT 检查　常用于颅内肿瘤、实质性脏器肿瘤等，其分辨率高、影像清楚。

4. 放射性核素检查　根据不同肿瘤对不同元素的摄取差异，用不同的放射性核素对肿瘤进行显像，阳性率高，常用于甲状腺、肝和脑肿瘤。

5. 磁共振（MRI）　对软组织和神经系统的显像更为清晰。

6. 内窥镜检查　胃镜、膀胱镜、结肠镜等可以直接观察到肿瘤所在部分，并可提取组织进行病理学检查。

7. 细胞病理学检查

（1）细胞学检查：如痰液、尿液、胸腔积液等观察癌的脱落细胞。

（2）病理组织学检查：如穿刺、钳取、手术切除组织进行病理学检查。

五、癌症治疗的三大法宝

1. 手术治疗　早期发现可以早期手术，完全清除癌细胞，故是首选。一般是根治手术，要将可能转移的周围组织和淋巴结清除干净。如已转移或肿瘤范围广泛，则进行姑息性手术，以减轻患者痛苦、维持营养，如造瘘术或消化道短路等手术。

2. 化学治疗　可以用对癌细胞具有杀伤力的药物进行治疗，不同癌症用不同的化疗抗癌药，可作为手术疗法的补充。

3. 放射治疗　用放射线来杀死癌细胞，缩小肿瘤，根据对放疗的敏感性决定是否采用放疗。一般肿瘤细胞分化程度低则放疗敏感性高，分化程度高者放疗敏感性低。另外，对向外突出生长的肿瘤，如乳头状型、息肉型、菜花型则较为敏感，浸润型、溃疡型则敏感性低。

除以上三大法宝之外，还可以用中医药辅助治疗。有针对性的靶向治疗也可以减少不良反应。免疫疗法，如癌症疫苗疗法、单克隆疗法等，是最近几年发展的新技术。还有激光光动力学疗法，即药物（有光敏性）和激光相结合的新疗法，它可以选择性作用于癌细胞，杀死癌细胞，对正常组织无损伤，不但可以治疗还可以早期对癌症进行诊断，5个癌细胞的厚度即可以发生癌特征的橘红色荧光。

六、癌症的预防

国际抗癌联盟认为，1/3 的癌症是可以预防的，1/3 的癌症是可以早期诊断并治愈的，1/3 的癌症可以减轻痛苦、延长寿命，所以提出三级预防概念。

1. 减少或消除致癌的因素　80% 的癌症和生活环境有关，所以减少环境的污染和戒烟非常重要。

2. 一旦发现癌就要早期治疗　如癌前期病变要及时进行密切观察和治疗，如癌前期的息肉、乳头状瘤等。

3. 治疗后的康复　提高生存质量，减轻痛苦，延长生命，包括各种姑息疗法和对症治疗。

以上是国际抗癌联盟提出的三级预防概念。另外，关于癌症的预防和治疗，国际国内都正在密切关注，而毫米波治疗癌症的方法也是其中之一。

七、癌症的毫米波治疗

毫米波治疗癌症是最近几十年的事情。临床和动物试验证明毫米波照射对癌细胞有一定的抑制和杀伤作用，而对正常组织有保护和修复作用，可以保护骨髓的造血功能，改善外周血象，减轻放疗和化疗的不良反应。研究发现，癌细胞和正常细胞有不同的吸收谱线，所以毫米波对肿瘤细胞可以进行选择性破坏，而不至于损伤正常细胞。

1. 毫米波治疗可以提高癌症患者的免疫力　放疗患者免疫力下降，临床观察到毫米波治疗可提高 NK 细胞的水平，增强抗肿瘤免疫。可干预和阻抑恶性肿瘤进展和放疗后 T 细胞的异常。可有效提升肿瘤患者的生活质量。

[研究 1] 李雪平等用频率 36GHz，功率密度 $0.73 \sim 1.46 mW/cm^2$ 的毫米波照射小鼠背部，每次 30min，每日 1 次，连续 8 天。结果证明，照射后 3 天 $RBC-C_{3b}$ 受体花环率（RCR）、tumow-RBC 花环率（TRR）明显高于对照组（$P < 0.01$），RBC-LPO、脂质过氧化明显下降（$P < 0.05$）。证明可以促进荷瘤小鼠的红细胞免疫黏附功能，减少红细胞的脂质过氧化损伤。

[研究 2] Kutsenok 用毫米波照射足三里，每日 20min，结果证明各项免疫细胞指标均恢复正常，对 X 射线的抵抗能力增强，现已证明低功率密度（$\leqslant 10 mW/cm^2$）照射下可以产生作用。

[研究 3] Novikova 等对 136 例活动期肺结核患者，86 例接受传统化疗和毫米波疗法，在化疗前用波长 $5.6 \sim 7.8 mm$ 照射合谷穴，每日 1 次，$10 \sim 12$ 次，结果证明毫米波能促使吞噬细胞恢复正常功能，可以加速炎症吸收和结核空洞闭合。

2. 降低肿瘤化疗所致的骨髓抑制　北京协和医院华桂如等，对 22 例恶性滋养细胞肿瘤患者因化疗引起的骨髓抑制采用毫米波照射自身对照观察，发现毫米波治疗组的白细胞计数高于未用毫米波治疗的单纯化疗组（$P < 0.05$），血小板则无明显差异。

毫米波的频率为 37.5GHz，功率 105mW，功率密度 $8 mW/cm^2$，每日 1 次，照射大椎穴，30min；膈俞穴 20min 及双血海穴各 5min。

[**研究 4**] 刘守礼等证明毫米波能促进骨髓细胞中粒系造血细胞的增殖，同时认为毫米波可增强骨髓增殖过程，减轻化疗药物对骨髓的损伤。

上海第一人民医院张雯等也报道，用毫米波对 31 例恶性肿瘤患者进行治疗，频率 36GHz，输出功率 120mW，小孔辐射功率密度可达 400mW/cm²，每日 1 次，取穴双血海、足三里，每次治疗 20min，每周 6 次。

31 例患者放疗后均出现白细胞下降，但小于 $4.0 \times 10^9/mm^3$。治疗后除 6 例外，其余均在 $4.0 \times 10^9/mm^3$，检测结果 $t=8.384$，$P < 0.001$，有显著意义（表 12-1）。

表 12-1　治疗前后白细胞数和差值（$\times 10^9/mm^3$）

例数	治疗前白细胞数	治疗后白细胞数	差值	例数	治疗前白细胞数	治疗后白细胞数	差值
1	3.0	4.5	1.5	17	3.1	4.5	1.4
2	3.9	4.0	0.1	18	3.9	4.2	0.3
3	3.7	3.9	0.2	19	3.5	4.5	1.0
4	2.0	4.1	2.1	20	4.0	4.2	0.2
5	3.6	4.2	0.6	21	3.4	4.1	0.7
6	3.6	4.5	0.9	22	3.7	4.2	0.5
7	2.0	2.8	0.8	23	3.2	4.0	0.8
8	3.0	4.2	1.2	24	3.7	4.2	0.5
9	3.8	4.3	0.5	25	3.2	4.0	0.8
10	3.6	4.5	0.9	26	3.2	5.3	2.1
11	3.7	5.1	1.4	27	3.3	4.1	0.8
12	2.7	4.6	1.9	28	2.8	3.3	0.5
13	3.0	3.2	0.2	29	3.7	3.6	0.1
14	3.2	4.1	0.9	30	2.9	2.9	0
15	3.8	4.5	0.7	31	3.9	4.7	0.8
16	2.9	4.2	1.3	平均值	3.32	4.15	0.82

3. **降低化疗患者的感染**　化疗患者因白细胞下降，机体抵抗力低下，多并发感染。

北京协和医院用毫米波治疗 22 例癌症患者，在化疗期间无 1 例发生感染，而没用毫米波的患者在化疗期间多次输入新鲜血液或粒细胞刺激因子等升白细胞药物，仍有 1 例继发感染，经多种抗生素治疗方愈。

4. **减少放疗和化疗后的不良反应**　如放射性溃疡、放射性皮炎、化疗药外渗、皮肤损伤和化疗性静脉炎。

[**研究 5**] 湘雅医院肿瘤科李旭红等报道，将 54 例鼻咽癌根治性放疗后颈部急性放射性溃疡的患者随机分为毫米波组和对照组，两组均进行常规治疗。

治疗结果：毫米波组颈部急性放射性溃疡有效率为 92.86%（26/28），而对照组则为 65.38%（17/26），两组差异有统计学意义（$P < 0.05$）。

毫米波组与对照组皮肤溃疡愈合时间分别为（14.30±2.41）天和（25.33±2.0）天，差异有统计学意义。

由此证明毫米波治疗能有效地促进急性放射性溃疡的伤口愈合，加速放射性皮肤溃疡的愈合。

[**研究 6**] 李旭红等同时报道了用毫米波治疗鼻腔癌放射治疗引起的放射性皮炎。这种病临床疗效不佳，严重影响鼻腔咽癌患者的生活质量。

美国肿瘤放射治疗协作组分级标准评判：0 级无变化。Ⅰ级皮肤红斑、局部瘙痒、干性脱皮。Ⅱ级片状湿性脱皮。Ⅲ级皮肤皱褶以外部位融合的湿性脱皮。Ⅳ级溃疡、出血、坏死。

毫米波组 58 例给予毫米波治疗和常规治疗，对照组 48 例，接受毫米波的安慰性治疗和常规治疗。

毫米波治疗：自根治性放疗结束后第一天开始，每日用毫米波照射皮炎区 1 次。每次 30min，频率 36GHz，每次照射剂量 0.78J/cm^2。对照组：用安慰性照射没有输出。

治疗结果：毫米波组的总有效率 98.3%（57/58），而对照组为 85.4%（41/48）（$P < 0.05$）。毫米波组皮炎愈合时间明显短于对照组 [（7.30±2.41）天 vs.（18.33±2.0）天]，（$P < 0.05$）。Ⅰ度两组皮炎治愈率均为 100%，但痊愈速度不同，毫米波组皮损愈合时间 [（4.14±1.69）天] 明显短于对照组 [（8.54±2.75）天]（$P < 0.05$）。两组Ⅱ、Ⅲ、Ⅳ级有效率分别为 100% vs. 91.3%（$P < 0.05$），100% vs. 57.1%（$P < 0.05$），80% vs. 50.0%（$P < 0.05$）。愈合时间分别为（6.32±2.15）天 vs.（14.64±5.42）天（$P < 0.05$）；（7.84±4.21）天 vs.（23.42±3.32）天（$P < 0.05$），（23.67±3.52）天 vs.（29.70±6.26）天（$P < 0.05$）。两组Ⅱ、Ⅲ、Ⅳ级的有效率和愈合时间有显著性差异。

5. 毫米波照射治疗化疗药外渗皮肤损伤　长期注射化疗药液一旦漏出血管外，可引起局部皮肤红肿、灼热、胀痛，若处理不当，甚至可能造成组织坏死。

杭州市第四人民医院郑建飞报道用常规局部环封处，配合毫米波照射，使局部皮肤红肿消退加快，疼痛缓解，作者将化疗药物外渗的 64 例患者随机分为两组，治疗组 34 例，对照组 30 例。

输入的化疗药物有阿霉素（ADM）、顺铂（DDP）和 5 氟尿嘧啶（5-Fu），有渗出立即停止输液，周围用 2% 利多卡因、地塞米松皮下环封，用时加用冰袋。

治疗组用 50～60GHz，输出功率 100～200mW，每日 30min，每日 2 次，连续 5 次，对照组用 33% 硫酸镁纱布湿敷患处。

治疗结果：治疗组优于对照组，疗效比较见表 12-2（$P < 0.05$）。

表 12-2 两组疗效比较

组别	例数	治愈	好转	未愈
治疗组	34	25	9	0
对照组	30	0	23	7

6. 化疗性静脉炎 急性静脉炎是静脉输液常见病症之一。临床已有不少治疗方法，如外敷药物、局部药物封闭等。

广东医学院附属医院李春梅用三种不同方法（毫米波、电磁场、等幅中频电）治疗化疗性静脉类，三种方法均有抗炎、消肿、镇痛作用，其中毫米波治疗效果最佳。

治疗结果：毫米波治疗组痊愈 22 例（100%），电磁场治疗组痊愈 16 例（80%），等幅中频电治疗组痊愈 12 例（67%）。毫米波治疗组治愈率与其他两组比较有显著性差异（$P < 0.05$）。

7. 止痛作用 毫米波对癌细胞具有抑制和杀伤作用，所以可使肿瘤缩小，疼痛消失。毫米波可以改善血液流变学，加强局部组织新陈代谢，促进炎症吸收，消除肿胀，从而缓解疼痛。

癌痛患者采取 4 级疼痛分级法：0 级无痛感。Ⅰ级轻微疼痛，疼痛可以忍受，能正常生活，不影响睡眠。Ⅱ级中度疼痛，疼痛明显不能忍受，要服用镇痛药，不能入睡。Ⅲ级剧烈疼痛，疼痛剧烈，不能忍受，必需服用镇痛药，严重失眠。

[研究 7] 上海第二医学院第九人民医院王中和等用毫米波照射阿是穴配以循经取穴，每日 1 次，每次 30min，共治疗 40 例癌性疼痛患者和 20 例癌性疼痛患者。用镇痛剂治疗作为对照组，停止治疗后 1 周进行疗效判定。

治疗结果：毫米波组显效 17 例，有效 14 例，止痛总有效率 78%（31/40），对照组仅 2 例（2/20）有效，两组有显著性差异（$P < 0.01$），毫米波组 22 例，首次治疗即出现疼痛缓解

或明显减轻，24 例治疗后 1 个月继续保持疗效。

[研究 8] 广西医科大学附属肿瘤医院黄智芬用毫米波治疗癌性疼痛，其中 32 例显示有良好的效果，Ⅰ级 5 例，Ⅱ级 21 例，Ⅲ级 6 例。

众所周知，癌痛的发生率约 71%，癌性疼痛是因为肿瘤压迫神经、浸润等原因造成，有 10%～20% 的癌痛患者用止痛药无效。

头颈痛配合谷或风池穴，胸痛配肺俞或膻中穴，腹痛配足三里和期门、阳陵泉穴，臂丛神经配肩井或肩髎穴，脊柱及四肢骨痛配三阴交或肾俞委中等穴位，每穴 30min，毫米波治疗期间不用其他化疗、放疗或止痛疗法。

治疗结果：完全缓解 6 例，疼痛消失；明显缓解 12 例，疼痛明显减轻，或有痛感但不影响睡眠和正常生活；轻度缓解 8 例，疼痛减轻，但仍有明显痛感，影响睡眠；无效 7 例，治疗前后无变化。止痛缓解率 78%，其中Ⅰ级显效 4 例，有效 1 例；Ⅱ级显效 10 例，有效 6 例，无效 4 例；Ⅲ级显效 1 例，有效 4 例，无效 2 例。

疼痛缓解时间：Ⅰ级（9.14±1.65）小时，Ⅱ级（6.82±2.13）小时，Ⅲ级（3.12±1.16）小时，首次治疗即出现疼痛明显减轻 14 例，经治疗 15 次内达到稳定止痛效果 16 例，2 例无明显效果。

疗效以头颈痛、胸痛、臂丛及神经痛、脊柱及四肢痛较好，腹痛次之。

疼痛明显者，配合三级阶梯止痛药物治疗则疗效增强。

本组病例治疗后，多数患者临床症状有不同程度减轻或消失，其中恶心 9 例中有 6 例好转，3 例消失；乏力 24 例中好转 14 例，消失 8 例，无效 2 例；头晕 18 例中好转 13 例，消失 4 例，无变化 1 例。

8. 选择性破坏　对癌瘤具有抑制和杀伤作用，对正常组织有保护和修复作用。

据研究，癌细胞和正常细胞对毫米波有着不同的吸收谱线，所以治疗癌瘤的毫米波对肿瘤的代谢过程可以选择性破坏而不至于损伤正常细胞。

[研究9] SJ·webb 观察发现，在 50～200GHz 范围内癌细胞对毫米波的吸收谱与同类正常细胞不同，据文献报道，毫米波照射小鼠 s-180 肉瘤的实验结果发现抑瘤率为 50.5%。

[研究10] 俄罗斯在治疗原发性黑色素瘤过程中，手术切除后，毫米波照射被用于防止黑色素瘤的复发和转移。

[研究11] 国内有报道化疗加毫米波结合治疗非小细胞肺癌，总有效率达 71.4%，而只接受化疗的患者，总有效率为 31.4%。

[研究12] 福建省人民医院林越汉等报道用脉冲毫米波经穴治疗胃癌前期病变（这些癌前期病变包括萎缩性胃炎伴有肠上皮化生和不典型增生）。

作者将 100 例胃癌前期病变患者随机分为两组，治疗组 50 例用脉冲毫米波治疗，对照组 50 例用摩罗丹治疗，均为 3 个月 1 个疗程。

脉冲毫米波治疗时取穴中脘、足三里，每日 1 次，每次 30min，每周 5 次以上，3 个月为 1 个疗程，治疗期间停止服用其他中西药，结果见表 12-3，表 12-4，表 12-5。

表 12-3　两组治疗 3 个月后疗效比较（%）

组别	例数	临床控制	显效	好转	无效	总有效率（%）
治疗组	50	10（20）	13（26）	18（36）	9（20）	41（82）
对照组	50	6（12）	7（14）	17（34）	20（40）	30（60）

经统计学处理 $P < 0.05$，两组症状疗效有显著差异，治疗组明显优于对照组

表 12-4　两组治疗 3 个月后肠上皮化生或不典型增生变化比较

组别	例数	痊愈	显效	有效	无效	总有效率(%)
治疗组	50	6	17	18	9	82
对照组	50	4	19	13	24	52

经统计学处理 $P < 0.05$，两组肠上皮化生或不典型增生变化疗效有显著差异，治疗组明显优于对照组

表 12-5　两组胃黏膜萎缩变化比较

组别	总例数	痊愈	显效	有效	无效	总有效率（%）
治疗组	50	15	13	12	10	80
对照组	50	3	12	10	25	50

两组胃黏膜萎缩变化疗效有显著差异，治疗组优于对照组（$P < 0.05$）

毫米波治疗后腹痛、腹胀、嗳气、食欲减退、头晕、乏力等症状均比对照组要好得多，均达到 80% 左右，而对照组则只有 55%～70%。

说明毫米波治疗对胃腺体萎缩、肠腺化生或不典型增生有改善作用，因为这类患者很多，故这种治疗非常有价值。

[**研究 13**] 上海第二医科大学第六临床医学院吴耀桂等报道用毫米波循环传导穴位辐照治疗肿瘤，取得了很好的效果。

癌细胞在特定毫米波辐射场内被抑制或杀灭，再配上其他疗法可使肿瘤治疗效果明显增高。

作者对 61 例癌症患者（包括胃癌、胰体癌、食管贲门癌、肠癌、肝癌、肺癌等）用毫米波循环传导治疗组。另外 26 例癌症患者（胃癌、肺癌、结肠癌、直肠癌）作为对照组。

毫米波的频率依次为 32～38GHz 和 30～300GHz，功率为 100～300mW、100～500mW 和 40～60mW。

取穴：胃癌取胃俞、中脘，胰体癌取上脘、梁丘；食管癌

取天突、内关；贲门癌取足三里、内关；肠癌取上巨虚、大肠俞；肝癌取肝俞、太冲；肺癌取肺俞、太渊，膀胱癌取膀胱俞、中极；胸腺上皮细胞癌取膻中、关元；鼻咽癌取迎香、合谷；垂体瘤取印堂、外关。

每次取穴2～4个，每日1次，每次30min，30次为1个疗程。

两组均采取治癌方法不变，治疗前后比较见表12-6。

表12-6　两组患者治疗前后疗效比较

组别	例数	显效	有效	无效	有效率（%）	显效率（%）
治疗组	61	25	30	6	90	41
对照组	26	6	14	6	77	23

治疗后的升白细胞和缓解疼痛效果明显，肿瘤缩小与对照组比较无显著差异。

[研究14]上海第二医科大学附属第九人民医院王中和用毫米波对106例晚期癌症患者的132个癌性症状进行局部循经络治疗。

晚期癌症患者常有剧烈疼痛、癌性水肿、恶心呕吐、顽固性呃逆等明显的癌性症状，以及虚弱、乏力、睡眠和食欲差等全身情况欠佳的情况，严重影响患者的生存质量和抗癌治疗的施行。常用药物疗效不佳，而且有明显不良反应。而高功率密度的毫米波治疗，效果令人满意。

毫米波频率36GHz，输出功率100～200mW，小孔输出毫米波功率密度为400mW/cm^2，每日1～2次，每次30～40min，每周5次。一般在辐射头按症状选阿是穴，副辐射头按原发癌症及症状取穴，如头颈部取穴合谷、下关、外关等，乳腺癌取乳根、膻中、内关等穴，恶心呕吐取足三里、中脘、内关等穴，顽固性呃逆选中脘、内关、天突等穴，尿频、尿急选三阴交、膀胱俞、中极等穴，理血选足三里、气海等穴。一般 10 次无效则中止治疗（判为无效），以上患者治疗 10～56 次，平均每例 20.8 次。

高功率密度的毫米波治疗以疼痛、局部水肿和顽固性呃逆疗效最佳，其次为恶心呕吐、尿频、尿急和血尿，进食梗阻气急、便血疗效差。癌性症状治疗有效率为 59.1%（78/132），对乳腺癌放疗后的手臂水肿无效。

[研究 15] 36 例癌症患者接受毫米波治疗 20～56 次（平均28.5 次），结果肿块直径≤3cm 的 30 例中 8 例（26.7%）瘤体缩小 50% 以上，其余 6 例缩小不到 50% 或增大 < 25%。

作者总结高功率密度毫米波治疗癌症有以下优点。

（1）治疗安全、无痛、无损伤、无药物的不良反应。

（2）起效快，本文中 25.6% 的患者首次治疗后即可见疗效，37.2% 的患者 2～5 次治疗后可见疗效，两项合计 62.8%。

（3）疗效持久，疗后 3 个月仍有 41.2% 的患者维持疗效。

（4）全身改善，患者全身症状改善，37.7% 的患者精神和体力改善，42.5% 的患者镇痛药用量减少。

（5）抑瘤疗效明显 36 例中，肿块 < 3cm 的 30 例中有 8 例（26.7%）的肿瘤体积缩小 50% 以上，这是任何药物无法达到的。

[研究 16] 第四军医大学黄卓垣用毫米波照射代替激光和血卟啉衍生物相结合治疗恶性肿瘤。

作者使用的人胃癌细胞株 MG80-3，血卟啉衍生物针（10mg/ml），毫米波频率 39GHz（波长为 7.69mm），功率密度为 $30mW/cm^2～60mW/cm^2$。实验结果令人振奋，癌细胞死亡率有明显提高（90%），而单纯血卟啉衍生物组癌细胞死亡率为 20%，单纯毫米波照射组 18%，激光 + 血卟啉衍生物的有效率只有 84%，对照组为 6%。

这一离体应用获得了如此好的效应，但在临床应用上报告尚未见到。我们认为毫米波加光敏剂的疗法应当积极在临床应用方面深入地研究和观察，以提高癌症的治疗效果。

毫米波治疗恶性肿瘤，无论是在提高免疫力方面，降低肿瘤化疗所致的骨髓抑制方面，减少由于化放疗后白细胞降低引起的感染方面，还是缓解放化疗后引起的不良反应（如放射性皮炎、放射性溃疡、化疗药物外渗和化疗性静脉炎等）方面均有好的治疗效果。对缓解癌症引起的疼痛更具有药物（镇痛药）达不到的效果。更具有优势的是对肿瘤具有抑制和杀伤作用，肿瘤＜3cm 时，可使肿瘤缩小 50% 以上者占 26.7%。因此毫米波治疗不但可以结合手术、放疗、化疗来提高癌症的治疗比率、显效率，而且对治疗过程中减少不良反应，减少患者的痛苦，提高癌症患者的生活质量和生存率等均能发挥一定效果，所以是值得推广的好的治疗方法。

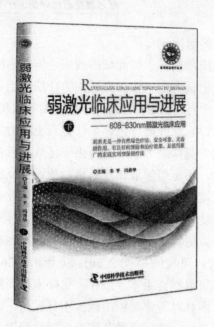

主　编　朱　平　冯勇华

定　价　18.00 元

内容提要

　　本书分上、下册，详细、系统地介绍了激光医学的发展和临床应用。本册介绍了红外光（808～830nm）弱激光治疗及其临床应用最新发展，详细介绍了近红外弱激光治疗的机制、治疗的方法、适应证和禁忌证等，重点介绍了近红外弱激光穴位和痛点辐射治疗颈椎病、腰椎间盘突出症、骨关节炎、急性脊髓损伤、股骨头坏死、面神经麻痹、肝硬化、高血压及肿瘤等病症的概念、发病因素、实验室检查、临床症状、药物治疗和非药物治疗，尤其是弱激光治疗国内临床应用的案例和经验。本书内容丰富，知识全面，指导性、实用性强，既适合基层医务工作者，尤其是从事物理治疗的医护人员临床科研、教学和实践参考，也适合医学生学习和了解弱激光照射治疗的基础知识和临床应用，亦适合中老年朋友在家中预防和治疗多发病和慢性疾病及康复参考。

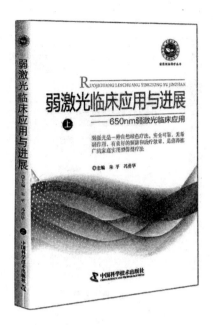

主　编　朱　平　冯勇华

定　价　22.00 元

内容提要

　　本书分上、下册，详细、系统地介绍了激光医学的发展和临床应用。本册介绍了红外光（650nm）弱激光治疗及其临床应用的发展，详细介绍了激光医学概论、弱激光生物调节机制、弱激光的分类及其辐照仪器，重点描述了弱激光穴位和血管内辐照治疗高黏血症、高脂血症、糖尿病、冠心病、脑血管疾病及血管性痴呆等病症的概念、发病因素、实验室检查、临床症状、药物治疗和非药物治疗，尤其是弱激光治疗在国内进行临床应用的案例和经验。本书内容丰富，知识全面，指导性、实用性强，既适合基层医务工作者，尤其是从事物理治疗的医护人员临床 科研、教学和实践参考，也适合医学生学习和了解弱激光照射治疗的基础知识和临床应用，亦适合中老年朋友在家中预防和治疗中多发病和慢性疾病及康复参考。

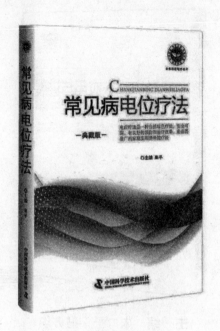

主 编 朱 平

定 价 22.00 元

内容提要

　　电位疗法是一种物理疗法，它既古老，又现代；它既是现代医学的一部分，又是能与我国传统医学相结合的一种环保的绿色疗法；它既能在医院里使用，又能进入千万百姓家，做一个好的"家庭医生"。因此，电位疗法很受广大百姓的欢迎！特别是随着人们的生活水平日益提高，工作压力不断加大，人们的"富贵病"——高血压、糖尿病、高脂血症的发病率逐年升高；由于精神压力增大，神经衰弱、失眠的发病人群也日益增多，所以要提高生活质量，人们除了有一个健康的生活方式，更要注重对自身疾病的预防。电位疗法针对这些病症会有意想不到的功效！特别是对高血压、失眠等，同时对减少心脑血管疾病也有很大好处。如果和临床治疗相配合，则可以起到事半功倍的效果。